U0023643

思想觀念的帶動者
文化現象的觀察者
本土經驗的整理者
生命故事的關懷者

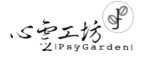

Holistic

探索身體，追求智性，呼喊靈性
攀向更高遠的意義與價值
是幸福，是恩典，更是內在心靈的基本需求
企求穿越回歸真我的旅程

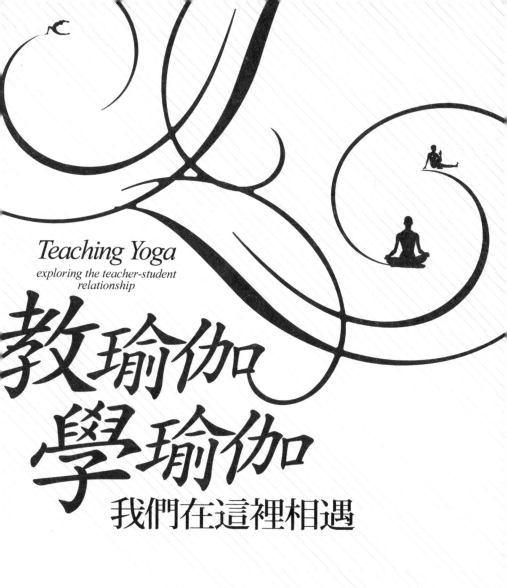

Teaching Yoga
exploring the teacher-student
relationship

教瑜伽
學瑜伽
我們在這裡相遇

多娜・法喜（**Donna Farhi**）／著　余麗娜／譯

目　次

翻譯緣起

余麗娜

我在2005年進入美國加州柏克萊的「瑜伽室」,參加為期三年的「進階研習課程」。二年級時,有一門課叫「瑜伽教學藝術」,由「瑜伽室」的負責人Donald Moyer和資深瑜伽老師Vicky Palmer共同執教。這門課有兩個主題,一個是探討印度瑜伽大師艾揚格(B. K. S. Iyengar)一輩子苦心鑽研的瑜伽教學藝術,指定讀本是艾揚格的著作《瑜伽之樹》(*The Tree of Yoga*,心靈工坊出版)及老師整理、蒐集的文章、資料;第二個主題是明辨一位好的瑜伽老師該有的重要特質,及師生應有的倫理道德。

課程進入第二個主題後,課堂上常常出現「boundary」這個字,不管是老師本身、學員個人,還是老師與學員之間大大小小的事,似乎在在都有「界限」可言。老師丟出來討論的題目、案例,有些我可以理解,有些在我看來小題大作、自綁手腳,有些則聞所未聞而困惑不解。上完這門課,我感覺美國社會有個巨大細密、看不見的「界限網」,是我這個外國人很難

摸清、搞懂的。其實，除掉「瑜伽」兩個字，這個「界限網」幾乎適用於各種社群、學習、交易關係。那時剛好在雜誌上看到一篇相關文章，作者是位心理學家，教美國人在說完形式化的「How are you」之後，如何說些既可以溝通情感又不致於觸犯「界限網」的社交言語。要是在從前，我一定覺得這種文章很無聊，可是在美國生活過一段時間，再加上這門課，我十分瞭解作者的用心，許多美國人（還有我這種外國人）確實需要這樣的指南。

等到我三年級時，這門課換了老師，指定的讀本也換了。雖然我已經升到三年級，可是我很好奇這門課跟去年的有什麼不同！於是就買了新的指定讀本——多娜‧法喜的《教瑜伽‧學瑜伽——我們在這裡相遇》（*Teaching Yoga: Exproling Teacher-Student Relationship*）——來讀。我完全不知道多娜‧法喜是什麼人物、在瑜伽界有甚麼樣的分量，我純粹是對「瑜伽室」的老師、課程及教材有信心，只要是「瑜伽室」的指定教材，我絕對不錯過。

或許你也有這樣的經驗：看到一本撞擊到自己的書，你會心跳加快，你沒有辦法快速粗糙地把文字吞下去，你得合上書本閉起眼睛呼吸一陣子，你必須站起來，握著雙手或是手掌按著胸口，在屋裡來回走著，甚至到公園、河堤走個兩圈，才能

再坐下來翻開書繼續讀下去。讀多娜‧法喜的《教瑜伽‧學瑜伽》就是這個樣子。我用了一個月的時間讀完這本書，閱讀之中常常得掩卷閉目調息，以紓緩多娜‧法喜傳送出來的力道。

　　讀完整本書，我更清楚「瑜伽教學藝術」這門課的意義與重要，也明白Donald Moyer在三年的「進階研習課程」當中規劃這門課的用意。

　　2008年夏天，順利完成三年的「進階研習課程」，回到台灣準備正式開始教授瑜伽體位法。整個炎夏我拜訪瑜伽教室，寫電子信毛遂自薦，皆不得要領，最後決定在家裡的客廳教學。我的恩師益友，我的練習社群，我的整個瑜伽基礎養成全在美國，回到台灣在自家的客廳教學，這意味著，我得再次獨自啟航，獨自航向新的海域。我知道《教瑜伽‧學瑜伽》是我的羅盤，可是遇到困難時，只是讀讀、翻翻一本書，那個力量似乎不夠，我需要更強的支持。

　　開課日期定了，招生海報發布出去了；沒多久，學員也有了幾個；日子逐漸逼近，可是我的關鍵奧援在哪兒呢？

　　就在開課的前幾天，一個念頭清楚浮現──把翻譯《教瑜伽‧學瑜伽》當作我的日課，把這件事做為陪伴我起步的力量！也就是說，每天去和多娜‧法喜見面，聆聽她的教導，反覆咀嚼、思索她的經驗和智慧。

自己的瑜伽練習、體位法教學、翻譯多娜・法喜的書、打坐，這四件事情，是我第一年教學生活裡的日課，少做一項，那天就像跛了一腳的椅子，不安穩。

　　關於多娜・法喜，我知道的不多。她遠在紐西蘭，我又不瞭解她的練習風格、教學方法，因此雖然很佩服她寫的書，卻沒有去跟她學習瑜伽的念頭。說實在，跑到國外，尤其是高消費的歐美、紐澳、日本，參加所謂的大師工作坊，花費很大；對授課老師沒有相當的瞭解，我不輕易參加大師工作坊——這是多娜・法喜書裡的教導之一，我謹記在心。一直到翻譯工作進入收尾階段，我才升起想進一步認識多娜・法喜的心，於是進入她的網站瀏　覽。正如書本上的作者簡介，多娜確實是一位全球巡迴教學的老師，2009年的巡迴教學行程排得滿滿的；可是都離台灣太遠了，這表示，機票貴、飛行時間長、住宿飲食成本等等都高。在一連串的歐洲、紐澳城市之間，有一個城市特別搶眼——北京！北京是多娜在亞洲唯一停留的一站。我是不是該去會晤多娜・法喜，真正認識這位在教學上陪伴我起步、用文字加持我的瑜伽老師？

　　四月最後一天，我按時把翻譯書稿交給出版社，五月中旬飛往北京親炙這位既熟悉又陌生的瑜伽老師。到了北京，見到了多娜・法喜，我才明白：一年的神交靈會，一年的潛心準

備，原來是為了北京這一會……

　　此刻，真誠的追求者以弟子的正確態度（無有定見、偏見，道心堅強，胸襟寬廣），以正確的探究之心，適時適地親近一位開悟的老師，瑜伽的傳遞於焉發生（《瑜伽經》第一篇第1節）。

　　多娜‧法喜引用了這一段經文做為全書的開端，我也借用一下，做為我在瑜伽道上和多娜‧法喜展開師生因緣的寫照。至於多娜‧法喜在那一個禮拜的工作坊照亮了我哪些昏暗，指點了我哪些迷津，那又是另外的一番話了。

前　言

我十六歲開始練瑜伽，那是高中的一門選修課，學校位處紐西蘭南奧克蘭的偏僻地區。在那個年代，瑜伽被視為怪異的活動，青少年尤其不屑。絕大多數的學生都選溜冰、游泳和其他吸引人的科目，只有幾個怪胎，包括我在內，選了我們生平的第一堂瑜伽課。我們的「瑜伽老師」其實就是體育老師，她除了有一本《李查‧西德曼之二十八天瑜伽練習手冊》之外，並沒有正規的瑜伽訓練。這位老師當時大腹便便，我們只上了六個星期的課，她就生孩子去了。就在短短的幾個禮拜裡，我對瑜伽著了迷，而且很快地開始在家裡照著那本書每天練習。我是那麼地投入，所以當瑜伽課停止後，選修課的時間我就跟學校申請到體育館旁邊的水泥小教室獨自練習。校長認定我練瑜伽只是個幌子，其實蹺課跑去玩了。有一天他把我拖到辦公室，以為貓終於捉到了老鼠。直到我的導師跑來跟校長發誓，選修課的時間我確實在練習瑜伽，我才能勇敢無懼地練下去。

就在第一堂課，我相當震撼地發現：緩緩移動身體、數息，或是盯著蠟燭靜心這些簡單的練習，就能召喚出我內在一

整個「對了」的感覺！我在十歲大的時候從美國搬來紐西蘭，這個背景使我的童年充滿恐懼、不確定和孤單。父母幾乎無法給我什麼引導，那個時候紐西蘭又十分排外，所以我也沒有什麼朋友。到了青春期那幾年，深深的沮喪和絕望讓我非常痛苦，最後導致厭食症。在這種情況之下，瑜伽練習成為我的救命丹，而單獨練習的時光變成我精神上的綠洲。紐西蘭的文化和我的原生地美國是這麼的不同，我在這兒是這麼的孤單、疏離。或許是這個緣故，從那個時候起以及往後的一生，老師的導引對我有非凡的影響。我到紐西蘭的頭幾年，老師成為我人生路途上的關鍵引導人——善解人意的高中老師護衛我免於落入孤絕，以及大學時特別愛護我的輔導老師。我練舞蹈的那些年，有位女芭蕾老師甚至在我回到美國之後，還來觀察我上課的情形，並且給我建議，那時她已經有相當歲數了。

二十三歲的時候，我開始正式學習瑜伽，在很短的時間裡，我同時遇到好老師和極差勁的老師。過去在沒有老師的指導下，我練了七年的瑜伽，練習時沒有受過一次傷，也從來沒有扭到的感覺，可是在「正式」的指導之下，不到三個月，我的頸椎椎間盤受傷了！當時我從頭倒立的姿式下來，跟老師說我覺得頸部痛，老師要我立刻再做一次頭倒立，並且要我做高難度的變化式，即扭轉頭倒立，可是我之前並沒有做這個姿式

所需要的暖身動作。然而那時我相信老師一定懂得比我多（不就是因為這樣老師之所以為老師、學生之所以為學生嗎？），就遵照她的指示去做。結果這次的傷害造成我嚴重的長期疼痛，需要數年的密集治療，並且往後一輩子我的頸椎都很脆弱。這一次的意外對我自己的教學方法影響深遠：影響我往後怎麼選擇老師、怎麼教自己的學員、怎麼訓練別人成為瑜伽老師。

儘管只有十六歲，可是我很清楚瑜伽是強而有力、可以轉化生命的練習。我受惠於所有的瑜伽良師，極差的亦然，因為從差勁的老師那兒學到的不會少於好老師。我向來把瑜伽看得很神聖，因此總認為教瑜伽是非常專業的事，瑜伽老師的養成訓練應該像醫師、治療師或神職人員那麼嚴格。我也很清楚這會是一輩子的學習。我從自身以及學員身上見證到瑜伽練習既能救人也能傷人的威力，所以我明白教瑜伽的責任極其艱鉅。有哪個行業必須考量個人的身體、心理、情緒和靈性狀態？有哪個行業在教學時要關注到所有這些層面？

有兩個緣由促使我寫這本書——一是我對瑜伽傳承的愛與敬，以及瑜伽能幫助人變得快樂和自由的力量；二是我由衷盼望進入瑜伽之門的學子能在安全、神聖的環境裡接受教導。當今世上有可能讓我們進行深度轉化的場所不多，健全的瑜伽教

室和健全的師生關係猶如日漸消失的熱帶雨林、瀕臨絕種的物種，需要加以保護。如今練瑜伽的人或許比史上任何時代都來得多，這有可能是件了不起的事，不過現在也是最危急的時代，我們似乎即將棄守這個傳承的精神——即奠定瑜伽根基的道德戒律，它也是生命安祥的根基，不只是你和我的，而是所有人的。瑜伽傳統的核心真理是：我們全都緊密連結在一起。我們是一體的，我們的生命來自同樣的光明根源。這種群體感促使我們以尊重之心關照所有的生命形式。尊重生命、尊重他者是道德的核心。雖然這個主題很複雜，可是我相信道德可以單純定義成：你希望別人怎麼待你，便怎麼待人。

打從身為舊金山艾揚格瑜伽協會會員，及加州瑜伽教師協會理事的時候，我就致力於道德工作（加州教師協會當時掌理非營利的《瑜伽雜誌》〔Yoga Journal〕）。我在紐西蘭擔任瑜伽學校共同負責人，以及這些年四處教學、帶領師資訓練課程之際，仍然持續這方面的工作。我在舊金山住了十四年之久，有十年的時間參與這些理事會，致力於把道德議題擺在最重要的位置。當年發生的一件事是我投身這個議題的關鍵：我們從全美各地收到婦女的投訴，說她們在課堂上受到某位老師的侵害，於是我和一群同事發起活動，防止這位老師持續傷害學員。這些投訴使我覺察到，當老師糟蹋了學員的信任感時，

所造成的危害真是難以估計。眾人皆知這個老師有性騷擾學員的癖好，他自己也不隱諱，這種人在其他行業裡早就會受到制裁（而且很可能坐牢），他卻持續受到美國東岸到西岸各瑜伽中心的邀請去教學！我在世界各地教學時，經常聽到權力濫用的事，這讓我相信這些事不是偶發事件，而是經常發生。受到侵害的婦女聽到我的工作，紛紛寫信、打電話給我，有些婦女早在十年前就和她們的老師停止了關係，但是傷害至今無法平復。

那時我很驚訝，而且直到現在仍然讓我困惑的是：在那些事件發生的年代，其他行業老早就建立了道德規範，並且透過法律系統來鞏固這些規範。這種事情當時若是發生在別的行業，我們的社會是不容許的。大學教授和學生的戀情一旦曝光，會馬上被解聘；心理諮商師會被控訴乘虛誘騙病人；醫生對病人處置失當會被禁止執業。在工作場所及教育、醫療、法律界，我們很清楚他們的職業行為是道德或不道德的。可是瑜伽界並非如此。大部分國家都沒有國家正式標準來判定瑜伽老師的專業能力，這可能是缺少一套公認的道德標準的直接原因。訓練不足的老師可能無法像醫師或心理治療師那樣覺知自己，以及他們所作所為背後的結果。道德標準模糊不清的另一個原因是：我們通常認為有靈性背書的行為不受限於一般的社

會標準，以為有靈性的印記，所以比較不會有乖張的行為。

　　離開美國回到紐西蘭時，眼見自己在瑜伽界倡導道德沒有成果而覺得灰心。不過我決定化沮喪為積極，用這本書來提醒、教育世界各地瑜伽社群的道德意識，並且創造對話機會。擔負起這份工作後，我強烈覺察到自己的不足，並且在寫書的這一年遇到了生涯裡最難解的道德困惑。我想要聲明，我不是在宣稱自己一路走來毫無瑕疵，沒有任何道德缺失。我仍然經常自問：我這樣做對嗎？那件事我能處理得更圓融嗎？我的行為會給學員及自身帶來什麼後果？而且就像一般人一樣，缺少了指標，我經常不知如何是從。儘管如此，在寫這本書之前，我決定拒絕到某些瑜伽中心授課，因為這些中心明知某些老師有尚未解決的不道德行為仍持續邀請他們來教學。漸漸地，我開始看見一些改變，這讓我有了希望。

　　本書分成三部，第一部說明師生關係之間複雜的本質。比較瞭解師生關係的微妙、隱諱之後，老師和學員都能更精確地判斷事情。不過，在瑜伽這一行裡，我關心的道德議題不僅僅是師生關係，還包括廣告宣傳、如何教初級班以及金錢處理等等，這些事都要有健全的規範。第二部篇幅最長，說明瑜伽教學裡比較實際而同樣重要的層面。你會發現，你的師生模式和你經營瑜伽教室每天發生的事有密不可分的關係。第三部是給

老師的練習題，用以思考常見的道德難題，以及在事件發展的每個階段可能的介入方式。

　　整本書前前後後都有案例，來激勵你探索道德的真義。有些案例是我自己當學生和老師的親身經歷，有些是同事、同儕或學員提供的，有些則是長年跟隨我的學員貢獻的。這些案例提供了寶貴的看法，雖然由我寫出來，但是想法和結論倒不見得是我的。所有老師、學員的名字都改了，以保護隱私。案例裡的結論並不是定論，你的問題和判斷可能跟我不一樣。案例是給你跟同事、同儕，以及你跟員工之間激發思考、辯論用的。

　　這本書主要是寫給瑜伽老師的（包括新手老師和資深老師）。我希望這本書會成為各地瑜伽師資訓練課程的參考書。我相信這本書對認真學習瑜伽、想要學有所得的學員也有用處。但願此書對眾人皆有助益。

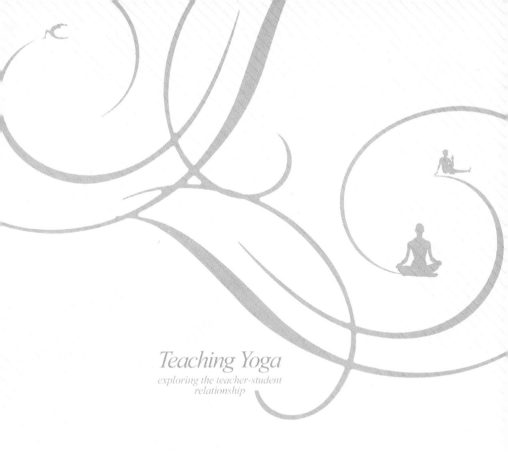

Teaching Yoga
exploring the teacher-student relationship

第一部
瞭解師生關係

瑜伽經　第一篇第1節

此刻，真誠的追求者以弟子正確的態度（無有定見、偏見，道心堅強，胸襟寬廣），以正確的探究之心，適時適地親近一位開悟的老師，瑜伽的傳遞於焉發生。

老師的神聖角色

十三歲的時候，我的老師邦婷思太太看出我的敏感和創造力，就鼓勵我唱歌、寫詩、畫畫和表演。邦婷思太太固然要求嚴格，但又有能耐以彈性的作法來平衡訓練和紀律。天氣好時，我們可能放下書本走到河邊去畫畫。寫詩時，她鼓勵我們自由創作，同時伺機讓我們學習正確的文法、詞彙和標點符號。不安定的家庭生活使我茫然無措，但是只要在邦婷思太太的教室待上一陣子，我就覺得自己進入了安全的港灣。邦婷思太太當初對我說了些什麼，我現在一句話也記不得了，只記得那個感覺——知道她是這麼關心學員，而我就是其中一位受她照顧的幸運兒！兩年的中學結業了，升高中的前夕，我們坐在她的平房教室前的台階上，想到要離開我們的老師，有些同學哭了，老師坐在我們當中，也哭了。邦婷思太太或許從來不知道，那時候她在那兒給了我多大的安慰。

幾年之後，一位特立獨行、不同凡響的雷老師，把我從崩潰的邊緣救回來。雷老師是在美國遼闊的蒙大拿鄉下長大的，很容易被認為是個牛仔，事實上，他是巫師的化身。雷老師是正規的地理學家和心理學家，但看起來像個靈療大師，他喜歡把病人「帶到田野」，當然，少不了他的靴子和牛仔帽。雷老師察見我內心脆弱，需要加強心力。在我的生命荒蕪疲憊時，他伸出援手，整個星期從黎明到黃昏，帶著我尋求靈視，幫助我走出自我限定的思想和慣性，進入嶄新的、釋放的存在狀態。接下來幾年，他領著我探索新境，並鞏固先前所學。他以純熟的技巧、無限的關懷，把我救回來。如果不是這位老師適時出手，很可能現在的我不會成為人師。雷老師發現我把第一本著作獻給他時，大受感動。就像所有偉大的心靈導師一樣，雷老師看見人得到自由就非常快樂。儘管他已經去世，他的精神一直鼓舞著我去幫助別人，就像當初他那麼慷慨地幫助我一樣。

　　大多數的人至少遇過一位特別的老師影響了他的人生。這個影響若是負面的，正好可以突顯這本書最重要的觀點：所有的老師——數學老師、英文老師或是瑜伽老師——都有難以估計的力量，足以培育或是摧毀我們那剛冒出芽、脆弱的能力。因此，老師這個角色負有極大的責任，以及同等令人滿意的回

報。沒有健全的師生關係就沒有安全神聖的學習環境，那麼老師轉化樹人的角色就絕對沒有辦法充分實現。

瑜伽經　第一篇第13節
瑜伽修練是立志達到自由的狀態。

何謂瑜伽老師

瑜伽是古老的靈修傳統、靈修科學和靈修藝術，源自於人類體認到所有的生命是互相連結的。當我們覺得自己隔絕、孤立或是與其他生命分離時，就感到痛苦。由於這種錯誤的認知，使得我們在世上的行為愚昧地出現盲行，而造成不必要的痛苦。瑜伽說，因著明瞭世上無「一人」不關己、無「一事」不關己，而使我們從混亂的痛苦中解脫出來，同時不給別人製造痛苦。我們不是靠盲目的信仰或是遵守刻板的教條，而是靠實際修練瑜伽八支達到這種一體狀態。瑜伽八支包括：處世的道德規範（持戒和內修）；身體練習（體位法）；讓個人律動和宇宙的最初律動重新共鳴的呼吸覺知練習（呼吸法）；透過一輩子不斷的練習，我們學習明白什麼是真正重要的，而放下

無常之物、短暫的念頭和情緒（收攝）；透過理解什麼是真正重要的，我們學習把心和生命專注在那些有永恆價值的事物上（心靈集中）；透過練習，我們學習在最艱困的處境裡維持平等心（禪定），因而解脫自身，達到最高的潛能（三摩地）。聽起來很美妙，事實亦如此。瑜伽這個靈修傳統不適合理論家，或是那些偏好安逸的人；瑜伽適合那些有紀律、不屈不撓、有熱忱奉獻之心的人。它是講究實際的科學，一切都要透過自身直接的經驗去測試和證明。

要明白瑜伽老師和瑜伽學員之間的特殊動態，必須明瞭這門科學傳授的獨特本質。瑜伽不是老師帶到教室去發放的身外知識，下課之後把它留在教室就沒事了。老師所教的是存在狀態，是生活的方式，它必須是老師真實的人格。在瑜伽練習中，老師只能帶領學員走到她走過的地方；她指出的光亮只能導引你走到她曾經到達之處；只有自身曾經走過一遭，她才能引發學員的靈性探索，以及在探索的路途中激發出種種的議題。基於這個原因，瑜伽老師很難把她的專業和個人生命分割開來。生命形式和存在狀態如何能一時興起就任意轉換？帕坦加利（Patanjali）在《瑜伽經》（*Yoga Sutra*）裡說到：「要真實具體呈現瑜伽精髓，必須奉行不受出身、地域、時間、環境

限制的『普世道德原則』」（瑜伽經第二篇，第31節）。❶

　　把專業行為和私生活分開來，在許多行業是常見的事，但是瑜伽教學這一行卻不容許這樣便宜行事。瑜伽修行的根基和實踐道德生活有關，我們的行為要和我們的價值觀一致。當我們去除現今「道德」這兩個字的八股框架，把尊重生命做為道德的具體表現時，我們就更接近道德的真正意義了。畢竟，每個人都想受到公平、善良、尊重的對待，而只有在我們遵行健全的道德原則時，才有可能實現。

　　不管我們教的是哪一派的瑜伽，所有的瑜伽傳承都有一個共同的價值：每個人的本質根本上是完整、善良、自由的。道德生活的瑜伽戒律（持戒和內修），是強調宣揚人性天生之善。只要分離的妄念褪除，此善自然顯現。持戒是種種的限制，是我們與萬事萬物之間應當遵守的規則，包括：「不傷害」（即對一切生物行慈悲之心）、「真實」、「不偷竊」、「節制」、「不貪婪」這五項規則。內修則關乎我們與內在真我之間的關係，以及當四下無人之際我們如何行事。內修是重要的自我測量基準，檢測我們是否言行一致，是否人前人後一個樣。內修也有五項規則，包括：持身、口、意的「潔淨」，

---

❶ 《瑜伽：自由的鍛鍊》 （*Yoga: Discipline of Freedom*, by Barbara Stoler Miller）

以及「知足」、「陶鑄」、「真我研習」和「敬奉神」。當我們從狹隘的自我成見裡解脫出來，無窮的本質因著持戒（外在戒律）和內修（內在戒律）的表現而有了特色。

帕坦加利說，我們的本性含有這十種善，當我們回歸本性時，這些善就會散發出來。由於持戒和內修極為重要，所以列為瑜伽八支裡的頭兩支，可優先奉行這兩支來替代所有其他的修行。我們可以從帕坦加利的邏輯和方法（用一百九十六條瑜伽經文講述達到完整的過程）確知，他把這些戒律放在這麼重要的位置，並非無心之筆。這些戒律從縝密檢視我們與他者的關係，漸進到致力於內在生命狀態的探索。這些戒律經常被視為「當行」和「莫為」的準則，或者被視為一連串的教條命令。事實上，持戒和內修是「人從分離的幻覺中解脫出來的狀態」。

這些內外的戒律經常被視為內外的「限制」。然而，我們所限制的並不是天生的惡或非，而是「認為自己是獨存的傾向」；就是這種傾向，使我們脫離本性。當有一個「他者」的想法存在時，偷竊這種事就有可能發生，因為我們誤以為那是發生在別人身上的事，和自己無關。可是當有一體感的時候，偷的不也是自己嗎？當我們覺得和他者有所連結時，就發現自己自然而然生出慈悲之心，這時持戒的第一項「不

傷害」（ahimsa）就不是苦苦遵守的教條了，而是我們天生就是如此。梵文「ahimsa」英文經常譯為「nonviolence」（非暴力），可惜在西方文化裡，「violence」（暴力）指涉的是「激烈的行為」，例如身體的暴力行為或殺害。可是這條戒律要我們從最寬廣的角度去看「非暴力」，從我們的思想、言語到每天與人互動的品質。不傷害的意義很寬廣，慈悲是指對一切有情眾生都抱著不傷害的態度。我們在他者身上看到自己的本質，也明白我們渴望得到的溫柔與寬恕，正是所有的人都渴望的。

持戒的第二項「真實」，奠基於明白誠實的言行是所有健康關係、社群、政府的磐石。當我們感覺和廣大的生命連結在一起，並且對生命有豐足的信心時，我們自然慷慨大方，而能夠實踐持戒的第三項「不偷竊」，這項戒律展現的是慷慨和開闊的心胸。持戒的第四項「節制」講的是適當的性，告訴我們性能量不僅是用在伴侶身上以產生親密感，也可以用在所有的生命上。當我們與自身的神性連結時，我們豈會利用他人以逞私欲，或是由於無法克制欲望而傷害他人？最後是第五項「不貪婪」，告訴我們放下所有虛飾的形象和身分是實現內在自由本質的確切之道。儘管身分和角色在日常生活中有其必要，當我們一一認出，它們就不會成為煩惱障礙，也絕對不是真實本

質的反映。

　　內在戒律，即內修（niyama），是讓人有靈魂地活著的祕訣。內在戒律告訴我們：當我們真實呈現人的極致，就達到「潔淨」。當身體健康、心識清明時，比較能夠修練內修的第二項「知足」。我們發現一切所需就在當下，儘管那個當下是艱難的。無論生命多麼困頓艱難，當我們守住自己的中心，內在真我如如不動，滿足從而生起。我們需要用心鍛鍊，才能在覺知裡維持內在根本的穩定，因此內修裡的「陶鑄」，也就是靈性修練的火與熱，成為時時清除雜染的方法。所有這些修練需要、也助長自我反省式的覺知，也就是內修的第四項「真我研習」。覺知轉往內在，時時提醒我們正在尋找的真實生命其實近在眼前。最後，當我們欣見自己有幸活著，並臣服於生命和神（即內修的最後一項「敬奉神」），則成就並活出所有這些修為。

　　從整體來看，瑜伽戒律是生活的寶貴指南。就像嬰兒四肢的發育有其先後，瑜伽八支的修行之本是戒律。我們若單取一項戒律，把它從其他有依存關係的戒律當中隔離出來，就無法用最寬廣的角度看清楚事情。「真實」必須和「不傷害」取得平衡；有時候說真話是暴力行為，尤其是嚴厲批評別人的時候，因此應三思而行。想要有「知足」的生命，要靠紀律和陶

鑄，自滿和懶散是達不到的。這些戒律互相制衡，能啟動內在的探索機制在決定對和錯的行為中。

凡是有心修練瑜伽的人都知道，修練的過程中有層層的難關、種種的障礙，我們經常得面對自己無窮的恐懼、根深柢固的偏見，以及讓人懊惱透頂的自我傷害習性。身為瑜伽老師，我們以自身經驗所得的領悟，試著接引學員展開轉化的過程。老師的職責是：確保安全、有效的環境以利學員轉化；用技巧點燃並維持學員的轉化之火；不論學員走的快或慢，源源不斷支持他，而且肯定他自身本有的完整。「肯定」可能是最重要的，因為當我們覺得真正被看見、真正被肯定時，我們體驗到深刻的療癒撫慰。

老師一心尋求自身的真實，學員以師為鏡起而效尤，也敢讓自己的本質散發出來。當然，老師會失敗、犯錯，這是人性的一部分。最重要的是，老師一心一意奉行道德戒律。人都會犯錯，老師和學員都要接受這個事實。一個犯錯，認錯，並且努力不二過的老師，在渴望追求完美的同時，也展現了自信、通達的人性。他以承認錯誤來真實呈現自己修行的程度。老師內心的變化，即追求人性與神性這兩極平衡的過程，是學員轉化過程裡重要的鏡子。老師若是粉飾太平，沒有確切反省自己的錯誤、缺點，或者不肯認錯，甚至隱藏過錯，學員很可能也

跟著漠視自己的缺點。當然，一個人若無心改過向善，是不可以把「人有其侷限」當作行惡的藉口，或做為合理的說詞（例如「我只是普通人嘛」）。

如果我們聲稱自己在教瑜伽這門生活的科學和藝術，自己就必須活出那個樣子。如果我們只是想教些姿勢或動作，那最好用別的名稱，而不是用瑜伽這個名字。

瑜伽經　第一篇第40節
安定之心獨立自主，至大無外，至小無內。

瑜伽老師猶如「曼陀」

由於瑜伽老師這個角色的性質很特殊，比較成熟、有經驗的老師就能進一步發揮「曼陀」的作用（mentor，「良師」之意，此處譯者用音譯，以便和書裡的「老師」做區分）。在荷馬（Homer）史詩《奧德賽》（*The Odyssey*）裡，奧德修斯於特洛伊戰爭之後欲返回故鄉綺色佳，在長達十年的歸鄉途中，處處遭逢困難、挫折，回家似乎是場永無止盡的流浪，經常於勝利在望之際卻以失敗收場，而賢明忠實的曼陀

（Mentor）正是他歸途中請益求助的對象。奧德修斯不尋常的際遇，恰似瑜伽修習者在旅途中的寫照。

「曼陀」是這樣的一個人：他以智慧和經驗看出我們的本來面目，並且有強烈的欲望想要協助我們發揮潛能、開花結果。老師會在什麼時候變成曼陀呢？當老師得到學員完全的信任，而且雙方都有這種感覺時，師生關係就變得非常密切。雙方都想成就這極美的果實，學員經常從這樣的前輩身上尋求建言並有所領悟。把老師從講師的角色轉變為曼陀，這中間的變化可能是不知不覺的，可是變化一旦發生，通常彼此惺惺相惜，不在話下。不論是朋友還是曼陀，有人肯定自己不為人知的潛能，並且投注大量的心力，真誠、正直地幫助自己發揮潛能，這是多麼寶貴美好的事啊！

曼陀把初學者心裡的想像導引出來，幫助他釐清含糊、虛妄的表象。曼陀輔佐學員大膽做夢、許願，甚至是不敢奢望的幻想。曼陀導引學員從不信到相信，並且在過程中時時肯定學員的自我價值。最理想的狀況是，曼陀傳遞知識的火炬，同時鼓勵學員做自己。最終，曼陀是學員自身智慧的體現和鏡子，指引學員面對自己內在的老師，也就是瑜伽傳統中的阿特曼（atman）。阿特曼是潛藏於內的智慧之光，只有在我們開始信任自身直覺的洞察力時，它才會完全散發出來。真正的曼陀

不會培養學員依賴老師的高見，而是促使學員信任自身內在的向上力量。這是獨立和真自由的開始。

曼陀有個特性，就是學員有些微的進步她就高興得不得了，這完全是出於利他之心的滿足，也是瑜伽老師本身達到自足、自我實現境界的表現。曼陀表現出心的質地（見瑜伽經第一篇第33節），就是看見別人的好，以及歡喜別人的好，把別人的成就當成是自己般的歡喜。那些自我穩定、平衡的人，心的質地就是這麼穩固。老師的人格是健全的，不會因為學員不如己才覺得安全。老師的人格不健康，見到學員的成就超過自己可能會羨慕、嫉妒或是暗藏怒意。通常這種老師會用打擊學員信心的方式貶低他。這顯然對學員和老師都沒有好處。一位後來成為瑜伽老師的學員說，當她跟老師表達想參加瑜伽師資訓練課程時，老師擺出一臉不可置信的表情說：「你！你怎麼會想參加瑜伽師資訓練課程？」老師臉上那副不以為然、瞧不起的表情，讓她好幾年都不敢想這件事。這個學員是我見過的學員當中頂聰明，有心又認真的一位，是做瑜伽老師的人才，我只能推測是她的能力讓她先前的老師感到威脅。同樣的，如果瑜伽老師為了自身或工作上可能的利益，利用提高地位或提供獎助金的方式刻意培養某個學員，師生關係一定會遭到這種私欲——藉學員成就自己——的汙染。

瑜伽經　第二篇第29節

持戒、內修、體位法、呼吸法、收攝、心靈集
中、禪定和三摩地是瑜伽八支，也就是直接達到
統一的方法。因此，這八支應該明智地一起修
練，以去除身體、生命和心理所有的不淨。

道德和道德行為

帕坦加利《瑜伽經》裡的道德戒律提供我們一套價值系
統，每一項戒律猶如骨架，開放給個人詮釋。我們透過修行以
及眾善奉行、諸惡莫作的直接行為，賦予瑜伽經血肉。可惜的
是，帕坦加利所描述的道德戒律太過簡潔，使得後人的詮釋空
間極大。瑜伽界對構成道德行為及不道德行為的準則並沒有明
確、一致的看法，那麼其他行業可以提供我們哪些參考？

在《關懷的道德學：尊崇專業療癒關係裡的生命之
網》（*The Ethics of Caring: Honoring the Web of Life in Our
Professional Healing Relationships*）一書裡，作者奇力・泰勒
（Kylea Taylor）對這個詞的定義是：「用合宜正確的方式對
待他者來表明尊重生命，即是道德行為。」❷耶穌說得更簡

---

❷ 《關懷的道德學：尊崇專業療癒關係裡的生命之網》（*The Ethics of Caring :*

單，他鼓勵信徒：「你要別人怎樣待你，就怎樣待人。」❸瑞秋・拿娥米・李曼（Rachel Naomi Remen）在她的文章〈論靈性〉裡說：「道德是一套價值觀，是把道德化為日常生活的一套規範。」❹

泰勒提出，人除了考量道德標準之外，言行舉止還要發自她所謂的「內在尺度」（internal locus）。當我們加進「內在尺度」時，即便遇到特殊的處境、特殊的人、特殊的時間地點，我們會舉一反三，明白什麼是道德。舉例來說，有人悲傷難過需要你摟抱安慰一下，這時抱抱他可能是合乎道德的。但是同樣的動作在另一種情況下可能就是不道德的，例如學員已經表現出對老師有所愛戀，再有親密的身體接觸，會讓學員更加意亂情迷。類似的情況還有：在訓練課程之間邀請學員用午餐時間討論他的問題，可能是合乎道德的；可是如果學員對你有「性趣」，邀請你共進晚餐試探你的反應，你若接受，就可能是不道德的。

「內在尺度」很重要，然而，無論是持戒、內修或公

Honoring the Web of Life in Our Professional Healing Relationships, by Kylea Taylor）
❸ 出自耶穌的登山寶訓，經常當作為人準則，在猶太法典塔木德經、伊斯蘭教可蘭經、孔子的論語裡都有這樣的教義。
❹ 出自《關懷的道德學》（*Ethics of Caring*, by Rachel Naomi Remen）

司行號的條文規則，這些依道德準則制定的「外在尺度」（external locus）也很重要。「外在尺度」是架構，我們依據它來衡量自己的行為，這個架構也是個基點，我們有疑惑時都要回到這個基點找答案。「外在尺度」讓中心、團體、機關或社群對共同價值有明確的共識，尤其當它載入條文契約時（例如瑜伽老師到某個瑜伽中心教學時簽約），有助於預防因個人（特別是那些心懷不軌的人）對契約隨意詮釋或狡辯而造成嚴重的偏差行為。機構負責人可以用「外在尺度」給員工制定一份明確的契約，雙方以它為基礎來討論契約內容，或情況不對時用來打破約定。道德規範還可以讓各行各業（例如教育界、醫療界、心理治療界等）發揮收集、交換資訊的功能，來關懷道德問題，以及接受抱怨、申訴，這樣一來，種種抱怨都能受到重視及處理。當沒有明確的條文約定時（這正是許多瑜伽中心的現況），負責人對員工毫無約束力，任憑他們偏離自己對瑜伽中心、對學員堅守的價值觀。

更重要的是，在考量道德及更深入思索「內在尺度」時，「外在尺度」可以做為舉一反三的根據。例如，我知道偷竊是不道德的，這個觀念就會影響我定費用的做法，也確保我去付該付的教材費。「外在尺度」（以不偷竊為例）可以做為我深入思辨的基礎，比方說，學員經濟非常困難，我可能不收或

暫緩他的費用，但是堅持要經濟沒問題的學員立即繳費。如果仔細思考，不收或暫緩經濟有困難的學員的學費，也算是防止自己偷竊；而要求有經濟能力的學員不拖欠學費，也算是防止他們從事某種形式的偷竊。從深處來看，顯見有經濟能力的人所付的費用幫助了財力較弱的人。「外在尺度」猶如道德的窗口，我們由窗口望出去，景致深遠寬廣，才得以明白道德生活的真意。

當我們不確定自己的行為或做法是否合乎道德時，可以用下面幾個問題來問問自己：

- 我喜歡別人用這種態度對我嗎？如果發生在我身上，我會有什麼感受？
- 事後我會有什麼感受？我能自在地告訴別人，或是讓別人知道我的行為嗎？
- 為了這件事，我不斷欺騙撒謊，或耍詭計、花招來遮掩嗎？如果我再做它，以後很可能會不真誠嗎？
- 這個行為短期之內或假以時日很可能造成自己或別人的痛苦嗎？
- 如果你是某間瑜伽教室的學員，發現老師特別關心班上的某位學員，或每次課後都和那位同學進餐，你會覺得老師偏袒

徇私嗎？你會懷疑老師想和那位學員發展特殊關係嗎？大家都繳一樣的學費參加課程，你覺得自己受到公平對待嗎？

● 我說出來的話和我表現出來的態度彼此矛盾嗎？比方說，你聲明過期的上課卡不退費，可是執行時卻覺得不安。要如何轉換（宣稱的價值觀或內心），才能讓自己的外在行為和內心感受一致？

瑜伽經　第一篇第4節
缺乏瑜伽的心境，瞭解事物的能力就只被心對那個事物的概念，或完全缺乏理解所取代。

學員心目中的老師

身為老師，不僅需要思考自己如何看待身為人師這樣的角色，還要明白我們在學員心目中是什麼樣的形象。知道我們有時在學員的生活裡扮演這麼重的角色，真叫人驚訝！經常課堂上看來不起眼的學員，可能把我們視為救命恩人！我們可能對從未謀面，透過我們出版的書籍、錄影帶學習瑜伽的人有巨大的影響。基於此，我們絕對不要小看了自己說話和行為的影響

力。多年的教學員涯中，學員的來信使我驚覺老師能造成的影響真是太大了。下面是我從信件當中摘錄的一些句子。

「我覺得極孤單，負擔沉重，很難找到剖心傾吐的對象。或許是因為你不害怕如實呈現自己，而這是我最關注的。」

「你教我如何生活和瞭解自己勝過任何人……否則我真不知道自己能不能度過去年的情緒痛苦。」

「讀了你的書，我的瑜伽教學稱職多了，而且覺得自己的生命終於往正確的方向前進。」

「坦白說，六十六歲也算是相當歲數了，這是我首次寫信給一位『曼陀』，而且是一位年輕的曼陀。」

「我決定今年跟你學瑜伽的原因是：我在瑜伽大會上初次見到你，覺得你很踐，第一眼就不喜歡你，可我偏想搞清楚為什麼你會引起我這種反應？」

「顯然你現在滿腦子的名和利，讓我難以接近。」

很少行業像瑜伽老師這樣囊括了這麼多的角色，因此，我們可能以不同的「原型」活在學員的心目中（原型，指個人心靈共同而不自覺表現出來的想法、思想模式、形象或信仰）。比方說，一般人不會認為工程師還得是個理想的醫療顧問，或

基因科學家要懂得婚姻諮商。可是，不管任何時候，瑜伽老師可能要扮演老師、醫師、心理治療師、物理治療師、宗教師、啦啦隊員、父母或者愛人的角色。基於對老師的信任，所有這些角色都隱含著權力的不平衡。只要有人尋求他人協助，無論是教育、治療、諮商、靈性指導，還是醫療、法律乃至財務，都會因為一方擁有重要的知識和能力而產生不對等的權力關係。這種不平等是雙方造成的——我們以這種角色自居，而他人也以這種角色理解我們。

最近我和一位同事談到他對學員及師訓班學員那種含有性暗示的行為時，他一方面為自己辯解，一方面用「我又不是宗教或靈修老師，我是學員的朋友」這種話來規避責任。他在廣告上形容自己是「瑜伽大師」（Yoga master）。我們很少說自己的「朋友」是我們的大師。「大師」（master）這個字的意思是，「有能力或有力量使用、控制或解決事物的人」❺，在這個定義之下，它是「專家」、「高手」的意思。他自稱大師，學員見到「大師」兩個字可能以為他厲害得不得了，可是他卻想規避大師的責任，這之間的矛盾顯而易見。這讓學員大

---

❺ 《藍燈書屋英文字典》（*The Random House Dictionary of the English Language*），完整第二版，「大師」辭條。

為困惑。一位女學員就說：「他說在教室裡我是學員，教室之外我是他的情人。他說事情就這麼簡單。」然而，我們的情感可不這麼簡單。很少人能隨意收放情感，如果有人這樣做，往往會損害到他的人格。

有些角色在瑜伽老師身上特別強大，是有特殊原因的。現在進一步來看看我們在學員心目中可能造成的意象。

瑜伽經　第二篇第15節
生命是不確定的，改變導致恐懼，潛藏的印記帶來痛苦——所有這些確實讓有分別心的人深以為苦。

瑜伽老師猶如療癒師

療癒師（healer）這個原型包含許多分身：醫師、物理治療師、心理治療師、巫師等等，這些角色具有特殊的能力，有可能療癒或使病患產生療癒的希望。許多瑜伽老師自稱瑜伽治療師，積極招攬身體有急性或慢性病痛的學員。瑜伽老師確實經常和醫師差不多。我們的學員有各種擾人的背部問題，有癌症、心血管疾病這類重症，以及許多其他病症，很多都試過其

他醫療方式卻無法改善。還有，有些老師跟學員互動的時間要比醫師多得多（一堂又一堂的課，經年累月持續著）。當然，我無意否定一般的醫療照護，或影射它的不足。不過大多數的醫療諮商都很簡短，也不常有。病人每一次看診碰到的醫師可能都不同，而且少有後續的照護，這是司空見慣的事。瑜伽則不然，瑜伽學員和老師通常定期碰面，就算不是一輩子，也常常是多年相隨。

我教學的頭幾年，開了一門特殊需求的課，給那些連初級班也無法上的學員。許多學員是當地物理治療師、脊椎術後復健單位，及其他像整脊師這類復健系統轉介過來的。有時候，我給在醫院工作的物理治療師開設在職訓練課程，我在那個時候開始自問：如果我工作的能力和物理治療師或醫師差不多，那麼我是不是應該持有差不多的專業能力和道德標準？

我的大學指導老師（他對替代療法很有興趣）經常說，一個人若相信某個治療法，這個「相信」幾乎和治療的方法同等重要。他還認為人去看醫師、治療師或其他療癒師，對醫德（患者從醫師那兒接收到的關注）的需要不下於醫術。我自己開始從事身體工作和瑜伽教學後，發現這兩種說法都真實不虛。病人經常評論說，整潔安靜的診療室讓他們馬上覺得身體舒服了一些。我也注意到，自己選擇醫療人員時，是看他在治

療過程中有沒有全然專注、仔細聽我敘述的能力。就療癒者這個原型來說，我們應當留意：當下全然專注在一個人身上，就是在治療，其本身就是療癒。我們所貢獻的，是鼓舞和信任一個人自身的療癒能力。絕對不要有「我們（身為老師）是給予療癒的人」這種自我膨脹的想法。當學員懂得心甘情願投入療癒、鍛鍊時，我們應當要明白，是學員連結上了自己內在的智慧，而療癒最終來自於此。

你怎麼辦？
把老師奉為神明

我在英國教學時，在課堂上徵詢一位學員，是否可以在調整她的姿勢時示範給班上同學看？她同意了，於是做出姿勢。我發現她抖得很厲害，就問「你還好嗎？」她馬上收起姿勢，坦承自己緊張到發抖。我問她，「是否在眾人面前示範覺得不自在？」「啊，不是啦，是因為多娜·法喜在幫我調整啦！」我就說，「哎呀，我可是個非常普通的人耶。我穿褲子也只能一次穿一條褲管。你可能難以理解，我也需要上廁所！」大家笑了開來，解除了緊張氣氛。事後我回想這一段互動，明白這位女學員在心裡是怎麼看待我的。我猜想，對她來說，在課堂上被我調整如同晉見總理。她看待我的方式造成她跟我學習的

困難。雖然我無法左右別人如何看待自己，不過這件事以及類似的情況使我反省到，說說自己的瑣事或許可以讓新學員理解我是個凡人。

說說自己，絕對不是老師披露個人的事情；說說自己，是用來說明教學要點，它可以用來澄清問題，同時增進師生互相理解。比方說，我熱愛騎馬，就經常以騎馬為例，告訴學員騎一匹精力充沛的駿馬讓我多害怕。我描述自己如何突破慣性，一步步建立克服恐懼的能力，而不是躲避它。我坦承自己現在仍然會害怕，這種坦承把自己回歸到人，同時顯示不需要排斥恐懼，也不用躲避它。

身為學員的人注意：把老師奉為神明會影響你看清楚老師的能力，並且妨礙學習。身為老師的人注意：你是否喜歡被奉為神明。被視為重要人物的感受如何？你的自我價值感是靠學員崇拜來的嗎？

瑜伽經　第二篇 第26節
能斷然區別真我與世界，便能摧毀無明。

瑜伽老師猶如神職人員

神職人員是在我們有極大困惑時支持我們的人，他也是信心的守護者。學員的心底可能就把我們當成這樣的人。他們可能跟我們告白一些很少跟別人說的祕密、恐懼和傷痛。學員可能在告訴太太、孩子之前，先告訴我們醫生診斷出他得了癌症；或者可能告訴我們他因為精神病而覺得羞恥，這個祕密他守了一輩子，從來沒跟朋友、同事說；或者可能告訴我們她一輩子都在跟酒癮、暴食症或性上癮症苦戰。學員對我們投以無窮的信任，除非得到當事人的允許，否則我們必須像神職人員一樣用守口如瓶來維護那個信任。學員把祕密告訴我們，經常是因為太害怕或太羞恥而不能開口跟任何人說。他可能覺得沒有人會瞭解他說的話，或是幫他保守祕密。我們甚至需要跟學員保證，他基於信任所說的每一件事我們都會保密。

學員或許還把瑜伽老師視為神聖空間的守護人，學員可以在這個空間裡探索自己跟神性、阿特曼（自身內在的老師）或神的連結。對許多人來說，能有一個場所來探索自己和更高力

量之間的連結，並且坦然講出自己的靈性歷程，是寶貴的福氣。有些學員或許只能跟瑜伽老師自在地討論他的靈性歷程。扮演神職人員這個原型的瑜伽老師，不僅要有能力關照學員的變化過程，還要鼓勵學員找到自己內在恆存的觀照力。學習接近內心的神性守護者，有助學員找到自身的力量去召喚聖地，並在需要時擷取更高的智慧。

瑜伽經　第二篇第24節
由於昧於真性，使得真我被遮蔽。

瑜伽老師猶如父母

　　不論學員把老師想像成實際的母親或父親，還是視為象徵，把老師投射為父親或母親是師生之間常見的原型。老師是有權威的人物，也是照顧者，所以學員經常把不圓滿的童年經驗以及跟父母的關係，投射到瑜伽老師身上。尤其在需要住宿的研習營或密集課程裡，學員發現學習的環境在某些地方很像家的時候，更會擴大這種投射作用。因此我很早就發現，由一位男老師和一位女老師一起帶領密集課程是個不錯的點子。就

像一位同事說的:「這樣一來,有媽媽也有爸爸,兩位老師可以分別擔當投射的對象。」

　　這個原型裡常見的情況是:學員渴望受到瑜伽老師的照顧,老師覺知到這點而不自覺地想要彌補他童年缺少的照顧或關注。此外,這種原型的人特別需要贊同、肯定,或是一再呵護他的自我價值,尤其是如果他在成長過程中正好缺少了這些。有時這種原型表現出叛逆的樣子,可能就會像個搞怪、不守規矩的青少年。身為瑜伽老師,要清楚表達:我們會盡心盡力「關心」學員,可是我們不會「照顧」學員,以免弱化了他,更增加他不健康的依賴心。他們可能為了得到關注或需要而追求我們的讚美和感謝,那麼促使他們建立內在的自我認同、自我慰藉和自我價值感是很重要的。根據我的經驗,學員跟你作對、唱反調或舉止不恰當,通常是從小教養不足造成往後長期不懂分寸。若是出現這種情況,瑜伽老師就需要十足自信地清楚表明界限,堅守界限,必要時言明屢勸不聽的後果。

　　曾經有個學員上課老是遲到十五分鐘,有時候更遲到四十五分鐘。這位女士大老遠跨過半個國家來參加瑜伽營,也是遲到,即便她的房間就在同一層樓。我幾次要求她準時上課(否則就不要來),她根本不甩,於是我交代瑜伽教室的接待員,她再遲到就不要讓她進教室。毫不意外,她找出種種理由

和證明，央求接待員讓她進去；可想而知，接待員投降了。你看她就像個哭鬧著央求媽媽的孩子，直到媽媽給她糖果，讓她參加舞會或是買衣服，她才罷休。當時課堂上大家正做著重要的練習，我不想因為處理她進教室的事而影響學員上課。終於有一天，她遲到四十五分鐘，我小聲跟助教說，要她立刻離開教室，跟她講唯有準時才能進教室，其餘什麼話都不要說。你可以想像這個舉動有多難看，不過，此後她再也不遲到了。

每當學員有強烈或不恰當的反應，我常懷疑是他過去的經驗在作祟，起因可能是深埋在潛意識裡殘餘的童年印象。我記得有位女學員很特別，她要求下課後跟我談談，談話之間，她的反應很激烈，一會兒發怒，一會兒哽咽啜泣，問我為什麼上課時老是挑剔她而沒有一句讚美。當時我大吃一驚，因為我記得自己在課堂上只是幫她調整了一下姿勢而已。想到這兒，我明白了，我糾正她的姿勢這個舉動，一定引發了她童年被挑剔的深刻記憶，就像她話裡說的，「我怎麼做都不對」。我問她願不願意探索為什麼會有這種反應，深談之後，果然如我所料。

老師要夠成熟，能認出這是投射作用，不把學員的反應認為是在攻擊自己。跟學員明確表示「我很關心」，但保持冷靜、溫和與客觀。這種安定、理解、體會的態度，能讓學員慢

慢擺脫投射，看清自己反應的根源。

　　我們可以發揮這個原型最有力量的一面：讓學員轉向關懷的終極根源——宇宙大我（the Universal Self）。當學員學會和她的大我連結，信任她的大我時，她就能真正進入成年期。這種生命改變的結果，會對學員的親密關係產生影響：不再尋求父親式的伴侶，不再尋求母親式的伴侶，而進入比較釋放的成人關係。

你怎麼辦？
　　　沒有分寸

　　凱文參加瑜伽師資訓練營，到達地點之後沒有幾分鐘就在餐廳大肆批評我，共同擔綱的老師及助理教師聽了瞠目結舌，當場傻眼。他自以為豪放、不拘小節，其實是缺少尊重和應有的師生之禮。接下來幾天，老師開會時把他定為「高關懷人物」，並且在課堂上安排一位助教跟著他，隨時注意他的行為，視需要給予協助。

　　很快就看到，凱文不僅習慣跟老師沒有分寸，對其他受訓的學員也沒有界限。有個學員說，晚餐後凱文走到她桌前，拿起她的茶杯喝了一口！還有女學員抱怨，凱文問也沒問一聲，就把衣服放到洗衣機裡跟她的衣服一起洗。有一天，我發現他

沒有經過我的同意把我的CD拿回房間複製。幾天之內，他的行為就造成團體裡的爭執和摩擦。他那種咄咄逼人、防衛別人的溝通方式在很多地方表現出來——刻薄批評人、不得體地露出內衣、上課遲到、打斷別人說話，或是在實習教學時處處和人唱反調。

老師們開會，決定要有所行動。我和共同擔綱的老師準備去跟凱文表達我們在意的問題，並且看他是不是願意面對、改變自己的行為。我們準備建議凱文用一天的時間來考慮自己是否適合這個訓練課程，以及是否願意修正自己的行為，如果不能，就請他離開，我們會把他沒上完的課程費用退給他。就像過去的例子，凱文比我們早一步行動，他在隔天早上宣布離開訓練營。可想而知，其他同學看到凱文離開，自然鬆了一口氣。

帶過許多瑜伽師資訓練課程之後，我現在能從一些跡象認出這類學員。他們的障礙根深柢固，在團體裡無法跟人好好配合，這樣的學員通常需要找訓練有素的專家長期一對一治療。當這種人的行為嚴重干擾到團體，糾正又無法奏效時，也就不得不請他離開了。

瑜伽經　第二篇第38節

透過與神交流，人變得真正堅強。

瑜伽老師猶如愛人

　　把「愛人」這個原型包括在內，似乎有些奇怪，但是對許多學員來說，沒有什麼比老師的關注更叫人陶醉了（反之亦然）。在學員的生命裡，你或許是第一個真正看見他的人，然後學員可能才開始看見自己是不平凡的。你可能是第一個全然付出關懷、專心聽她說話的人。確實，瑜伽老師無時無刻不在練習全然專注於眼前的人；那麼，當學員把這種關係解讀成可能的親密結合時，我們會覺得意外嗎？老師和學員彼此都會產生遐想是可能的，這種天生的異性吸引力，以及因之而生的遐想，沒有什麼不對，這些情感收在心裡不付諸行動，反而能成為學習的動力，使雙方都獲益。

　　是不是女性比男性容易有這種現象？實際上很難知道。不過由於大多數瑜伽教室的學員以女性居多，這種事確實多發生在女性身上，尤其是年輕女性，透過跟瑜伽老師發生親密關係來尋求自我價值感。我聽過許多這樣的故事，所有這些女性的自我價值感似乎都很低，這使得她們不僅去跟男性瑜伽老師

（通常是已婚的）尋求親密關係，而且在體會到這種關係是衝突和痛苦的來源之後，仍然繼續下去好些年。就如同一位婦女所描述：「每一次會面的初始，都讓我陶醉不已；接著而來的，是深深的無價值感。」

稍後我會深入探討恰當的界限與師生倫理。此時我們能明白這個原型可以說是人類終極的渴望——渴望深刻的親密感與歸屬感。它包括珍惜以及被珍惜的欲望，看見以及被看見的欲望。當老師明白了這個原型的真正面貌——學員渴望和她的宇宙大我重新連結，以及在真我之中感覺完整——就能明白：守住他和學員之間的安全界限，是多麼嚴肅的事。

我們簡單探討了師生關係裡療癒者、神職人員、愛人和父母這些原型。其中當然不只這些，一定還有其他類型的角色。我們沒有辦法預知或測出自己在學員心目中的圖象，因此，假想我們在學員心目中的圖象遠遠超出我們的想像，總是比較安全、智慧的做法。能夠這樣設想，就會有更大的責任感去守住健全的師生關係。

進一步討論師生的道德倫理之前，先看看師生互動之間常發生的一些現象，或許有所助益。

你怎麼辦?
獵豔高手

不難發現,克里斯在認真學習瑜伽之際,似乎也處心積慮利用瑜伽課交女朋友。週末的瑜伽營到了尾聲,只見他和幾個年輕女子往附近的咖啡店走去,年輕的女學員圍著他,就像蜜蜂黏著糖蜜。眼看克里斯就要惹惱了我的助理,我找了一個晚餐的時間跟他聊聊,一聊之下倒是聊出了同情心。他講到自己多小就離開了家,怎麼樣快速長大,怎麼樣失去了無憂無慮的快樂童年。他知道長大成年有了穩固、相互承諾的異性關係時,對他的自由可是個威脅。坦白說,我也發現當他出現在眼前時,自己竟然有點像個女孩子似的心慌意亂。說實話,他非常迷人,有很強的男性魅力,讓人招架不住。我在心裡單純地觀察自己的感受,既不壓抑,也不表現出來。觀察自己的感受,讓我能看清自己這種女性的需求。更重要的是,觀察這些感受讓我能看清潛藏的想望——為了自身的需求而利用學員——因此覺察這些,能幫助我特別意識到自己跟他的分寸和界限。

有一次在瑜伽營開始的前幾個禮拜,克里斯跟我聯絡,說開課之前請我吃個午餐,或者乾脆那天就當我的導遊。所有的提議都很單純,完全沒有挑逗的意圖,可我還是忍不住懷疑克里斯是不是不自覺地又在獵豔。我婉拒了他的邀請,不過建議

可以在週末找個時間談談他的瑜伽練習。在課程結束時，我跟他聊了一下，談話的重點不外乎評論他的瑜伽練習有哪些變化，讚美他從我們上次見面到現在他有哪些進展，以及聆聽他所提的問題。我主要是想讓他明白，我眼中所見的他不是一位年輕的男子，不是一位可能的愛人，而是他本有的真我。我無意嘗試改變克里斯濫交的行為，而是提供他另一種與女人互動的方式。克里斯與女人的互動方式會有什麼樣的後果仍無定論，然而，身為老師，我一面和克里斯維持明確的個人界限，同時開放超越個人的連結，這種能力讓我覺得非常安定、自在。雖然從來不想和克里斯或任何學員發展男女關係，不過觀察自己的感受是個很有意思的練習。更讓人關注的是，想像自己如果利用了一個弱勢的年輕人，是多麼的不堪——利用一個地位和能力明顯跟自己不對等的人，是多惡劣的行徑啊！而且，當然，對方也終會以不堪收場。

看了我的故事，如果你是瑜伽老師，或許願意回顧一下自己是否對異性學員有過情愫、遐想，而你是如何處裡這些感受的。回顧時，誠實呈現你的感受和情緒，不要改編。你能看出這些感受的根源嗎？你如何滿足自己？你在師生關係之外的生活裡能滿足自己的需求嗎？

瑜伽經　第一篇第4節

其他時候，當瑜伽未發生、當心忙著動作時，在未分別的、同一的智能中就會有疑雲。在疑雲中出現了對於心的片段之動作的認同或認知，因而產生扭曲的瞭解。單一的概念、觀念或單一想法的動作被誤認為整體。

移情作用、反移情作用、投射作用、崇拜和仿效

我們在瑜伽練習中試著剝除種種錯誤虛妄的自我，以揭露真實的本我。這些錯誤虛妄的自我有許多是在幼時與親人朋友的互動當中，以及受到所處文化的影響而形成的。移情作用（transference），這個詞最常在心理治療界見到，指患者對他的治療師產生強烈的情感，這些情感可能是她過去家庭情緒模式的再現。比方說，瑜伽學員挑逗她的老師，希望自己能「雀屏中選」。這種行為可能是不自覺的，基於過去想要得到父親或母親的認可和關注。或許她學會從男性的認可（或引誘男性的能力）來尋求自我價值。試著去引誘她的老師可能就是重複過去的習慣，本意是尋求關注，結果是更加洩氣。事實上，這個時候如果老師維持明確的界限，就是給學員良機讓她從過去造成她痛苦萬分、未來或許更加是痛苦之源的行為模式中解脫

出來。一邊維持明確的界限，同時持續肯定學員本有的價值，老師這樣做，讓她有機會認出自身真實的完整，而不是加強她必須藉著別人來完整自己的信念。

反移情作用（countertransference），指學員、患者或委託人可能引起老師、治療師或醫師這一方壓抑的情感。例如，老師或許非常需要（通常不自覺）被學員高高捧著，或是認為自己魅力四射、受人歡迎。在先前「獵豔高手」那個案例裡，我能夠認出自己的反移情作用，這種瞭解幫助我更加小心維持明確的界限。當真的有反移情作用發生時，如果老師能把持住自己的情感（這不同於壓抑），並且在師生關係之外的情境裡注意到那些情感，這樣的能力很重要。

無疑的，常見、也挺麻煩的現象是投射作用（projection），也就是每個人把自以為是的想法、信仰、判斷，投射到別人身上。由於我們的臆測或假設總是出錯，所以我在《活出瑜伽》（*Bringing Yoga to Life*）一書中，用了一整章來討論這種心理機制。❻例如，老師可能草率認定某個學員是因為肥胖所以散漫懶惰；深入探索之下，她可能理解到，原來是她覺得自

---

❻ 《活出瑜伽：開悟生活的日課》（*Bringing Yoga to Life: The Everyday Practice of Enlightened Living, by Donna Farhi*）

己太胖時就會是這副模樣，因此把對自身的嫌惡和判斷投射到別人身上。另一種類型是，學員可能把勇者的特質投射到老師身上，認為老師所向無敵，看到老師生氣發怒或生病就驚愕不已。還有學員可能認為瑜伽會把人帶到理想的境地——感受高人一等、反應高人一等，能力高人一等、練瑜伽有靈性庇佑，保證不會發生不幸的事。當我們能認清自身投射出去的東西，並且承認它們是自己的感受、想法和判斷時，我們就有機會檢視自己的起心動念，這樣一來，我們可以用比較清澄的角度和別人及自己互動。

「崇拜」與「仿效」這兩樣特性倒不一定是缺點。我們或許受到老師的激勵，而希望仿效老師的優點、長處，並將所學發揚光大。我們可能因為崇拜某人而激發出生命裡良好的行為和方向。然而，當我們把老師視為完美無缺，並且給予他們超出常態的權力，這種心態很容易讓自己受傷。我們如何區分健康的感謝讚美老師，以及把老師奉為神明這兩者之間的差別？當我們在讚美感謝老師時，心裡很清楚老師的缺點和錯誤；當我們把老師奉為神明時，可能就模糊了老師是個凡人的事實。我們在維持老師這個完美圖象的過程中，可能選擇忽視老師的欺壓、玩弄甚至暴力行為，而不敢打碎這個自己創造出來的理想美好世界。

從迷幻中覺醒以及重新議訂關係

　　跟一位老師學習久了之後，早期對他的那股強烈讚賞會改變。當蜜月期結束，我們發現老師有弱點、有惱人的習慣、經不起考驗——和我們知道的一般人沒兩樣——這時可能覺得失望，甚至痛苦或覺得上當。學員和老師都要明白，「從迷幻中覺醒」是學員蛻變轉化過程裡正常的一部分。除非是老師做了不道德或是欺壓學員的事，致使學員從迷幻中覺醒，否則我們視之為正常過程，且期盼它來臨。這就像小孩長大了，首次明白，父母並不是我們心目中的超人，而是跟我們一樣有血有肉。成熟的學員會看出關係中這個新的轉折點，把「從迷幻中覺醒」視為過渡階段。同樣的，成熟的老師不會把學員「從迷幻中覺醒」的行為視為打擊（例如，因為學員決定跟別的老師學習，就覺得受到打擊），而是把它視為學員蛻變轉化和往前探索的正常過程。通常，當學員轉而求教別的老師，表示這個學員已經從我們這兒學到她能學的了。這可能是個尷尬時刻，不過，如果學員在這個時候感謝老師傾囊相授，並且表明自己準備求教別的老師，這個做法通常是讓人窩心的。當學員長期跟隨某位老師學習，這是有禮貌的告別師生關係的方式，比老師從旁人處得知你換了老師要好多了。不過，如果老師能

看出，並且參與學員的蛻變，讚美學員的進步，同時介紹更有經驗的老師給她，這樣一來，雙方都很自在，也避免了許多不愉快。

有時「從迷幻中覺醒」會使學員去探索許多其他老師，最後帶著新的感謝讚賞之心回到她原來的老師。

瑜伽經　第二篇第35節
愈體貼，愈能激發周遭眾生友善的感覺。

健康有益的界限

健康有益的界限需要學員和老師共同建立與維護，以利學員轉化蛻變。最棒的體會可能是這樣：老師扮演熔爐的角色，而學員在裡面逐漸轉換變化。熔爐的材質必須比冶煉的物質更堅硬。老師的職責是維持「容器」的安全及聖潔以利作用。同樣的，規則與限制是為了解放，牽制有助於我們對準目標，如此才能把能量集中、專注在單一的目的上，使我們的努力比較能有成效。甚至環境上的牽制對我們也有明顯的作用，例如瑜伽教室的四堵牆壁就提供了限制，凡是在戶外帶過瑜伽課，發

現學員會分心的老師就很清楚這點。有很多簡單的做法可以讓老師維護學員的「容器」，以利修練——準時上下課，提問、解答要跟課堂上的練習息息相關，保持一貫的練習宗旨。

我相信維持明確的界限一向是老師的責任，我也相信，如果學員能增進健康有益的界限的覺知，也可以預防很多瑜伽社群裡的侵害事件。老師立下明確的界限，就有教育的作用。比方說，許多學員甚至不認為自己有權要求老師不要用觸碰的方式來幫她調整姿勢，或要求老師修正調整的方式。當老師在課堂上徵詢學員同意之後才去碰觸學員，她是在精細地傳達一個訊息給那位學員及所有其他學員——你們有選擇的權利，你們有責任參與制定讓自己覺得舒服自在的界限。

學員有自我保護的觀念和覺知能力，是降低瑜伽社群逾越事件發生的重要因素。不過，有關學員選擇權的教育不是本書的主要目的。由於法律和公共教育對於工作場所性騷擾的觀念有所改變，致使這一代的女性知道，她們在工作場所或任何地方都不應該再忍受不恰當的觸碰這類事。女性敢於挑戰某些普遍的行為，讓這些行為成為絕對不能接受的事，這都是女性權利教育的進步。同樣的，我相信用教育學員的方式來降低侵害事件是條長遠的路。舉例來說，為什麼女性在公車上受到不恰當的觸碰時，她稱之為性騷擾；然而同一位女性，在瑜伽教室

裡老師把手放在她的私處，她就不確定那是什麼了？顯然，需要教育學員：各種權利及地位的侵害都是不應該忍受的。容我說清楚——防止侵害的發生不是學員的責任，維護健全的關係向來是老師的責任。學員權利教育的作用是：一旦發生侵害，減少因為侵害不受爭議而讓它持續下去的機會。

　　學員能不能形成及維持健康有益的界限，跟老師的教學模式息息相關。如果老師的教學模式是以學員的自主感（self-sovereignty）為宗旨，開發學員所有邁向這個成熟目標所需的自信、自決等能力，那麼學員才有辦法穩穩站住腳。如果老師的教學模式是培養學員的依賴心，不去開發學員自身內在覺知、感受的能力，使得學員停留在幼稚階段，缺少自身內在的參考依據，那麼就會完全依賴老師去設定界限。我發現在我的師資訓練課程裡，很少老師注意到他們教學時的遣詞用字；更要緊的是，這些遣詞用字潛藏的意涵會影響到他跟學員的關係。比如說，我自己教學時有一個關鍵原則，那就是我的教學指示總是讓學員朝內在自我覺知、感受這個方向邁進。我不在意學員有沒有服從指令的能力，我在意的是學員有沒有能力探索這個指令的意義及跟她的關連。如果我相信某個學員有能力回答她所提的問題，我可能會回答，「這個問題很棒，我相信你自己正在思索解答當中，答案出來時請讓我知道你發現了什

麼。」常常學員的結論和我準備要給的答案一樣，可是這個答案是她自己發現的。這種教學風格幫助學員明白：或許我在這一行是權威、專家，他們或許尊重我的想法和意見，但智慧之源最終是在她們自己裡面。這種風格可以培養師生親密地共同探索，同時建立明確的分隔，讓每一個參與者（老師和學員）仍然各自保持完整、獨立。

為了讓變化作用有效進行，老師和學員之間需要保持距離。我們可以想像老師和學員坐在蹺蹺板上，為了讓變化的動作持續下去，老師和學員必須坐得夠遠，彼此才能平衡，同時各自把對方視為獨立完整的個體。如果他們靠得太近，蹺蹺板的動作就停止了。這個必要的距離還可以大大增強交流的效果。比如說，我們去見神父或拉比（rabbi，猶太教祭司），舉凡更換正式服裝，走向教堂或聖堂，以及在神聖場所的會晤，在在都是提升交流效果的儀式。同樣的，我們去看心理醫師時，會把診療室視為特殊的避難所，可以在裡面揭露最深的恐懼和記憶。如果交流的情境太隨便，會減損可能的效果。比方說，學員或許在瑜伽眠（Yoga Nidra）❼、攤屍或靜坐之後有很深的體悟覺醒，他需要把當下的經驗整合到生活、工作或人

---

❼ Yoga Nidra，一種古老的密宗法門，在極深的放鬆狀態中探索人的真實本性。

關係裡去，這時老師如果和他談天閒聊，學員會感到困惑。想像一下這個情境會讓你多麼困惑：你在做心理治療，回憶起家人對你的性侵害；治療結束後，心理治療師請你去喝啤酒、看電影！這種事聽起來似乎難以置信，然而瑜伽老師正好常常做這種事，不明白學員內心或許正起了深刻的作用，應該透過維持必要的形式來對學員的變化表示敬意。學員面對兩個世界可能覺得不知如何是好：一個是老師和學員之間強大的交流，一個是和老師家常式的交流。通常是老師遠遠比學員需要這種家常式的互動往來。

　　同樣的，如果老師把自己的角色看得太普通隨便，會貶低教室裡可能的交流。不論是遲到、教學時喝飲料或接聽電話，這樣的行為傳達出：交流不是什麼重要的事，或者更糟糕——別人的瑜伽練習沒有價值。

　　幾年前我有個慘痛的經驗，讓我學到界限的重要。我在舊金山北區的某個會館帶領週末瑜伽營，這家會館的特色之一是有個美麗的游泳池，經理知會大家進入泳池大門之後可以裸體，事實上，鼓勵大家裸體。當時我的前夫也有來，幾乎所有的學員都決定裸體日光浴和裸泳，在這種氣氛下，我穿也不是脫也不是，都很尷尬。最後我天真的給自己找了個理由：有先生在身邊，光著身體應該不會被誤認為我是在挑逗異性吧。瑜伽

營結束後回到家，我的電話答錄機裡有淫穢的留言。我聽出來那是某個學員的聲音，這個人我姑且稱之為吉米好了。

接著好幾個月，我察覺吉米對我若有若無的表情示愛。我在教室裡很謹慎，不動手調整吉米的姿勢，跟他說話時特意用平淡但誠懇的語調。有幾次，他要求我幫他上私人課，還有下課後留下來邀我喝咖啡。由於我覺得他對我有遐想綺念，所以婉拒當他的私人教練，介紹他去找別的老師。我相信自己處理吉米的情況是道德的，希望他的遐想綺念會逐漸趨緩、消除，這樣他的注意力可以轉回到更有益於他的瑜伽練習。不過總地說來，還是我當日不夠警覺，顯然我在瑜伽營脫掉衣服讓他昏了頭、亂了性，他自己可能也懊悔不已。整個情形是，瑜伽營結束之後，他離開本市到別的城市工作，忍不住打了那通電話發洩滿腹的綺念。雖然既尷尬又懊悔，不過這個經驗也狠狠教訓了我，認清自己無法身為老師同時又能和大夥兒打成一片。同樣的情況今天再來一遍，我會要求大家穿泳衣，或者等到瑜伽營結束之後再和先生私下享受裸泳。這樣的做法不是基於拘謹保守，而是要在學員和自己之間維持一貫的界限。

學員變成朋友

老師免不了會和某些學員結交成為朋友，這種關係的改變

通常在學員將和老師成為同行的情形下發生。然而，如果事先沒有認真思考過，是不應該發生這種事的。我們要捫心自問：把學員攬為朋友，是否實際上是為了自己的社交需要？更要緊的是，我們要自問：這種關係的改變是否減損了自己對學員的用處，以及減損了老師這個角色的效果？如果我們希望利他，這種關係的改變會損及利他的效果嗎？根據二十幾年的教學經驗，我確認當我和某個學員結為私交，我以老師這個角色來教導她的能力事實上就完結了。當這種事發生時，明白說出來，並建議她去找其他老師學習，這種做法是有幫助的。當學員已經成為同行時，就不需要這麼做了。由於同行之間的權力不相上下，同行在教室裡暫時做你的學員，在教室外是你的朋友，這種關係是比較容易的。老師在教室裡告訴班上學員兩人是同行，介紹同行的動作也反映出兩人關係的平等。

陷入泥沼

當我們違反了合宜的界限，通常會引起別人明顯的不愉快。我們可以把違反界限想成某人拆掉了我家的圍籬。個人的界限受到侵犯時，會馬上有所警覺，並且明白起因在哪兒。然而，陷入泥沼的過程比這種情況幽微多了，所以更叫人摸不著頭緒。人通常很難看清自己陷入泥沼，因為你來我往之間總是

暗藏著機關。

〈好圍籬造就好關係〉（"Good Fences Make Good Relations"）一文的作者暨禪修老師菲力普·莫非特（Phillip Moffit）形容「陷入泥沼」為越俎代庖、分不清你我。陷入泥沼可是變化莫測、難以對付的事。❽一旦身陷泥沼，不明白自己打哪兒開始、會在哪兒結束，也不清楚對方打哪兒開始、會在哪兒結束，然後一方或是雙方可能都不明白責任歸屬和問題之所在。

莫非特說：「它的花樣可多著了：你的另一半告訴你該怎麼做，你的姑嫂鉅細靡遺地把她的性生活告訴你，你的媽媽當著孩子的面糾正你管教孩子的方法，你的至交好友告訴你應該跟誰約會，你的同事要你幫忙他分內的工作，你的老闆打電話到你家吩咐工作。以上每一個例子裡，如果你不能守住自己的界限，你就是默許自己去配合別人的戲碼。」❾

我們在泥沼中可能發現自己擔下原本不想、考慮之後也不願意承擔的事；或者我們同意去做，但是心裡或情緒上卻不樂意。有三個原因讓我們難以擺脫人際關係的泥沼。首先，我們可能知道自己不愉快，可是不一定能弄清楚不愉快的原因。第

---

❽ 〈好圍籬造就好關係〉，摘自《瑜伽雜誌》（"Good Fences Make Good Relations", from *Yoga Journal*, by Phillip Moffitt）。

❾ 同上。

二，我們可能無法面對陷入泥沼而產生的不安、懊惱甚至憤怒的情緒。最後，是我們這種修行的人可能誤認為自己應該有所不同，如果我們「更大方一點、更慈善一點，或更靈性一點」就會沒事。我們或許掙扎著要不要接受自己的感受，這可能就是阻斷我們採取行動的原因。當我們能完全接受自己的感受時，就能採取適當的行動來重申健康有益的界限。

在你決定什麼是對自己健康有益的界限時，去感覺內心的感受，並且問問自己幾個問題：

- 當我考慮做（　　），心裡會升起不愉快或不安的感覺嗎？
- 當我考慮不做或不同意做（　　），心裡升起什麼感覺？
- 我因為太護衛別人、不願意傷害或觸怒別人，而無法表明自己的界限嗎？
- 當我正視自己的感受，並且想像這樣做會讓我尊重自己的界限，我心裡有什麼感覺？

你怎麼辦？
　　私人空間

瑞莎在外的教學工作相當吃重，於是決定停掉家裡的瑜伽課，這樣她在費心教學之餘還能保有獨自寧靜的空間。儘管決

意如此，但是在某個複雜的情況之下，她還是同意讓一位瑜伽學員在她家住一個禮拜，她告訴學員自己對這個解決之道有所保留、遲疑。儘管她明確表達了遲疑的態度，仍然讓學員跟她討價還價，最後答應學員住三個禮拜。瑞莎心裡不是很舒服，可是又覺得面對別人的需要，自己無法說不。雖然她確實對這位遠道而來的學員說清楚自己能幫忙的限度，可是很快就發現自己三不五時開車接送，以及幫她做一些自己不同意、也不想做的事。她用「助人為快樂之本」的道理來說服自己，可是事實上她愈來愈覺得懊惱，氣自己擔下了別人的責任。

瑞莎要怎麼做來維持自身的（以及那位學員的）健康有益的界限呢？

瑜伽經　第二篇34節
負面的情緒，例如暴力，不論是施諸己身或是加諸他人，都傷害生命。它們出自貪、瞋、癡，或細微，或中等，或強烈，其結果都是無盡的無明與痛苦。牢牢記住這個，就是培養正面的情緒。

性道德

是心理治療師亦是老師的彼得・路特（Peter Rutter），

在他首屈一指的著作《禁區裡的性》（ *Sex in the Forbidden Zone* ）寫道：「在我所界定的禁區內，有權力的男性的任何性行為，毫無疑問，都是剝削女性的信任感。不論女人那方是多麼的樂意、情願，保證不發生性行為是男人的責任，因為他是這個信任感的守護者。」[10]路特進一步解釋：「禁區」永遠存在於醫生和病人、治療師和被治療者、神職人員和信徒、律師和委託人、老師和學員這些關係中；在這些關係裡，一方在得到信任之下，掌握著另一個人親密、傷痛、脆弱、生澀等內心世界。

雖然大多數有案可查的逾越行為主要為男性瑜伽老師所犯，這並不表示女性老師不會發生這類逾越行為，或是女性在師生關係當中不必對她的學員擔負相同的責任。

彼得・路特最有用的理論之一是對濫用（abuse）這個字的定義──背離、違反（ab）了原來的用途與目的（use）。[11]當你覺得自己在師生關係裡涉及性的危險時，可以自問：「我背離、違反了身為人師的身分嗎？我背離、違反了大道──也

---

[10] 《禁區的性：男人有權時──治療師、醫師、神職人員、老師及其他──糟蹋女人的信任》（ *Sex in the Forbidden Zone: When Men in Power—Therapists, Doctors, Clergy, Teachers and Others—Betray Women's Trust*, by Peter Rutter ）

[11] 同上。

就是幫助學員探索真實自我的精神嗎？如果我們深入瑜伽修行的傳統目的，我們會明白瑜伽修的是自我實現，也就是從錯誤虛妄的自我中解脫出來。當老師離棄了這條大道，他也就切斷了學員探索靈性的路。

老師要明白，性道德不單單是限制和學員有性行為；師生之間的性可以有許多形式：老師觀看學員的方式，使用的手勢，說話的語調，遣詞用字，指導學員時身體貼近的程度，穿著打扮，以及調整姿勢時碰觸肢體的性質。我們在社交場合很容易看出哪些人蠢蠢欲動、想結交異性；同樣的，學員也很容易偵察出想利用學員以逞私欲的老師。

灰色地帶

有許多瑜伽老師和學員是在練瑜伽的過程中結為伴侶的，那又怎麼說呢？這就難說了，這些關係應該謹慎行之。以下是一些有用的指南，能幫助你建立長久健全的伴侶關係。

● 老師先自我抑制一段時間，檢查自己投射出去的感情。
● 老師和同僚、師長或是心理治療師討論這份可能的關係。
● 如果雙方都希望進一步交往，老師要明確結束師生關係，這時「前學員」應該去跟別的老師學瑜伽。

什麼時候開始算是私人關係？只要雙方都同意，希望在教室以外的地方碰面發展師生之外的關係。這時老師可以說，「如果我們開始約會，我就不能再當你的瑜伽老師了」，或「如果我們發展愛情關係，我就不能再是你的瑜伽老師了。」

　　師生雙方互相承諾，有意發展長久關係，這種情況跟在教室裡拈花惹草、專找學員下手的獵豔老師完全不同。通常老師和學員互動密切成為同事時衍生出這種更認真嚴肅的關係。有些人選擇以瑜伽為終生道路，這種人想找個同道伴侶是很自然的事。那些住在鄉下小鎮或偏遠地區的老師，選擇伴侶的機會也是有限。當然，環境不是藉口，師生步入私人關係這件事還是要非常小心，非常保留。

　　注意，這可是要好好的注意：你可能要到很久以後，才明白，交往之前師生之間權力的不對稱，很可能迂迴潛入兩人的伴侶生活中，出現權力不平等的現象。這種權力的不平等會侵蝕兩人的關係。

瑜伽經　第二篇第37節
正直不阿，則萬福現前。

老師的種種需求

　　身為老師，想要更有效提供、滿足學員的需求，必須先確

定自身的需求得到滿足。這包含我們確實在生活上有個人的社交往來、私人生活、性生活等等的滋養和滿足。許多老師積極有意培養學員以外的社交網絡（當然也不是非排除學員不可）。擁有老師這個角色之外的朋友、同僚、支持網，以及種種親密關係，能讓我們發展出師生關係無法企及的種種人格面向。說得更清楚一點，我們生活裡有許多面向不能、也不應該和學員分享，因此有一個出口來疏通這些不能和學員交流的面向是很重要的事。比方說，如果我們的心理治療師在諮商時間詳細描述他自己的性好惡，我們會覺得不知所措；同樣的，我們的瑜伽學員不需要知道、或不想知道我們私生活的細節。我相信老師積極努力發展自己的支持系統，是降低利用學員來滿足自己，以及可能濫用學員信任感的最佳方法。更重要的是，自己生活能得到滿足的老師，更能全然十足、慷慨無私地教導學員。

　　有許多方法可以獲得支持網。和其他老師定期會晤對老師很有益處，尤其是自由獨立的兼任老師及新手老師。集合幾個讓你信任、尊敬的同事一起練習，討論難教的學員，腦力激盪有效的問題處理策略，或就只是單純的聯誼，這些活動兼具個人與專業的支持功能，是寶貴的資源。你也可以找個比較資深的老師當督導，有教學問題時方便求助請教。例如，在我多年

交往的重要朋友當中有一位女性，她是針灸學校的負責人，我們的身分差不多，雖然專業不同，不過在教學上碰到的問題很類似。能放心地討論我們在教學上的挫折、困惑或單單吐吐苦水，這對我們相當重要，讓我們能卸下身分喘一口氣，並且知道我們的討論絕對不會流傳出去。就像你不會希望心理治療師跟你說「聽你說話很累、很煩」，瑜伽老師也不適合和學員討論這種個人感受，但是，我們又確實需要管道來抒發這些感受和煩惱。

花時間維持健全的親友關係，以及藉著交往瑜伽社群之外的各式朋友來擴大自己的視野，都有助於確保我們需要支持時有人可以聽我們傾訴，需要肩膀時可以找到人倚靠。許多年來我有意培養這樣的友誼網絡，我發覺和這些不硬把我視為瑜伽老師的朋友在一起，在某種程度上能讓我放下身段，這是我頂著老師的頭銜時辦不到的。有這些瑜伽社群之外的人際網絡，也讓我愈來愈不會固著於老師這個身分，因而有了自在感。我還發現這些人際網絡給了我有趣的角度去看道德與不道德的行為。

你怎麼辦？
　　找一位督導

　　這個案例是同事提供的。

「我住在非常小的鎮上，一輩子都住在這一區，我的父母也一直住在這兒，這表示我在這裡認識一堆人！很多原先的朋友現在成了我的學員，很多人（也就是我的學員）照常邀請我吃喝玩樂。我現在的看法是，沒錯，我確實得小心留意，我相信有個好督導對我大有助益，我可以把所有煩人的事一股腦兒傾吐給督導，而這些都是不適合跟朋友說的（不管他們是不是我的學員）。如果我覺得心裡對學員的煩惱憂慮快爆滿了，我就知道自己很久沒去找督導了。」

想想自己可能利用哪些督導、老師，或同事支持團體？有什麼跡象可以看出自己和學員之間的界限模糊了？

摘要

我們怎麼知道師生之間的關係是健全而有益的呢？這要分別從老師和學員的角度來思考。同時老師要思考「如果自己站在學員的角度會如何回答這個問題」。好老師一輩子都在學習；學員的身分可以讓人有獨特的洞察力來看清事理。

身為學員，什麼樣的環境讓你練習時覺得安全？你在什麼樣的環境下最能發揮學習能力、最能吸收所學，以及運用新學來的能力面對變化？什麼樣的師生關係能促使你成長、進步？

當你漸漸清楚這些問題的答案，你就知道如何選擇老師了，同時知道自己希望和老師有什麼樣的師生關係。

身為老師，什麼樣的環境讓你教學效益最佳？什麼樣的適當條件能讓你集中精力專心教學，而不會變得疲憊、枯竭？什麼樣的情況讓你既能服務學員又能兼顧自己？當你漸漸清楚這些問題的答案，就會發展出合乎自己價值觀的教學模式。

在你思索這些問題時，會接二連三地引發出其他的問題。從瑜伽修行的角度來看，所有這些問題引領到終極的問題：我的瑜伽練習把我帶往自由之境嗎？當我們內心覺得自由，不論老師或學員，都會覺得內在完整。我們明白：老師和學員互相連結，我們每一個人的內在是完整的，而彼此又是獨立的。這種自主感讓老師和學員皆能處於自身內在的中心。

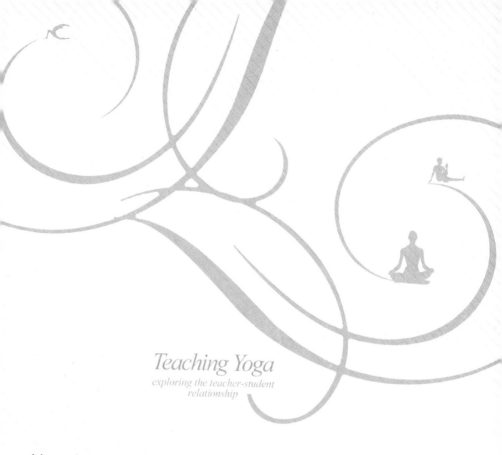

Teaching Yoga
exploring the teacher-student relationship

第二部
瑜伽教學的倫理道德

瑜伽經　第一篇第33節
當心修練到家，就變得清明寧靜：見喜事隨喜
之，見痛苦悲憫之，見純淨歡喜以對，見汙濁不
生偏見。

　　我們在第一部探討了師生之間的各式組合關係與複雜。不
過，我關心的道德議題絕對不單單限於師生關係。有點實務經
驗的瑜伽老師都知道，身為瑜伽老師，道德觀和道德實踐是我
們日常生活的一部分，從如何穿著打扮、如何收費到如何處理
其他老師的抱怨及不滿，在在皆是。現在我們來談談老師這一
行碰到的一些實際問題。其中許多問題看起來似乎不起眼，然
而，我們如何處理教學當中每天發生的事，是最具體的道德表
現，有時也最能從中看出我們是不是明白瑜伽的道德戒律，是
不是謹守奉行這些戒律。

　　話說道德也只能規範有道德的人。如果你發現自己經常思
索遇事如何正確行之或善巧處理，那麼你早就顧慮到道德這回
事了。當你停下來反省背後談論他人會造成什麼後果時，你就
是在實踐道德了。當你遇事隨時質疑自己的動機時，你就是有
道德的人了。當你考慮到自己的行為會引起別人什麼樣的感受
時，你就是個有道德的人了。當你顧慮到個人的行為可能會對
團體造成衝擊時，你就是實實在在奉行道德了。

大多數的人衷心希望做對的事。身為瑜伽老師，我每年到世界各地教學，接觸許多文化，跟許多不同瑜伽傳統、派別的人共事。我發現那些行事不合道德的人之所以如此，不是因為他們是壞人，通常僅僅是因為不明白事情會有切身的利害關係。最常見的是，他們不理解個人的行為會造成廣泛的效應，而且通常尚未懂得分辨：某個行為或許合乎個人道德，但是可能不合乎專業道德。我相信實踐道德的基礎在於：自身對道德議題有十足的敏感度，以及徹底的自我教育。這樣我們以及我們的學員，才可能會有最開闊的視野來實踐健全、完整的道德。

我們可以用四種方式教育自己。第一，我們可以從帕坦加利《瑜伽經》裡的十項戒律開始，依據持戒與內修的原則過正當的生活。第二，藉其他行業早就發展出來的道德（無論和自己的類似或不同）來瞭解道德。❶第三，考察大環境裡我們一致同意遵守的法律。有時候瑜伽團體遇到衝突無法或沒有適當的場所處置時，我們必須依賴大環境的法律。最後，也是最重要的，我們必須勇敢無懼地審視自己根深柢固的價值觀，以及

---

❶ 教學原理（*The Elements of Teaching*, by James M. Bannet, Jr., and Harold C. Cannon），想瞭解瑜伽教學倫理道德的老師，不可錯過這本極佳的參考書。

我們希望以什麼方式去維護、支持它，必要時挺身捍衛。由於它關乎我們的切身利益，以及他人的切身利益，因此我們應該是很有可能行使道德的。

明白我們和所有的存在、所有的生命息息相關、相互依存，這樣就是道德的了。徹底明白我們的所思、所言、所行對自身和他人皆有影響。如果我們已經達到自我實現或統一狀態（這正是Yoga這個字的實質意涵），就不需要再提道德這檔子事了。不過，由於極少人達到這種妙境，而且瑜伽是一輩子的練習，自己的生命就是探索的實驗體，人若希冀成為有德之人，就需要不斷地反省。

為了方便討論，我有意把師生關係的道德議題和日常教學實務上的道德議題分開來談，不過兩者難免會有很大的重疊。第一部討論師生關係的機制，不是因為它比較重要，而是因為師生之間的關係很複雜。我們建立什麼樣的師生關係，不可避免地，影響我們教學時用什麼樣的方式處理每天發生的事。第一部分別談論了老師和學員的個人責任和承擔，第二部談論我們的所言所行對瑜伽界、對瑜伽的靈修傳統及藝術造成的共有的、眾所周知的後果。我們的行為如何影響大眾對瑜伽的看法？所造成的影響是正面的還是負面的？我們確定自己今日的所作所為能澤被未來的瑜伽練習者嗎？

在二十幾年的瑜伽教學生涯裡，我面對這些議題倉皇失措、苦苦掙扎，終究摸索出一些有用的策略和解決之道。我希望自己的經驗能幫助其他人加速前進，無論新舊瑜伽老師都能按圖索驥以度過教學的困境。瑜伽教學之路困難重重，讓我們來看看，深思熟慮的做法怎麼讓教學和經營皆順暢無礙。

瑜伽經　第一篇第14節
惟有經過長期的正確練習，沒有間斷，心態正確，熱心積極，才能有所成就。（練習的目的是改變心的質地。長期練習，沒有間斷，而且不計結果，得之不驕，不得亦不氣餒，這樣修練才算根深柢固，且必然成功。）

師資訓練

瑜伽老師的標準和認證過程，以及取得地區或國家資格認可的價值，可能是現今瑜伽界爭議最大的議題（某些歐洲國家有這種標準制度）。對許多程度高、經驗豐富的瑜伽老師來說，如今要面對一堆短期速成取得認證的瑜伽老師，跟他們競爭，是特別沮喪的事。我們如何跟分不清好壞，或是不明就裡

的大眾表明自己是真材實料的瑜伽老師？如果你正在考慮要受訓當個瑜伽老師，或是想繼續進修，或者你是學員，想找個真材實料、經過完整訓練的老師，以下的建議可能有用。

瑜伽經　第一篇第13節
瑜伽修練是立志要達到自由的狀態。

訓練課程

在選擇瑜伽師資訓練的認證課程時，首先要考慮的是：這個課程是否涵蓋了完整的瑜伽靈修傳承？許多師資訓練課程只教身體層面的練習（體位法），強調做各種精彩肢體動作的能力。練瑜伽的人看了或許讚嘆不絕，但是對學員沒有什麼用處。比較重要的是，訓練課程應該包括整個瑜伽八支的練習：規規矩矩生活的道德戒律（持戒與內修）、身體姿勢的練習（體位法）、呼吸覺察及呼吸能量運用的練習（呼吸法）、收攝知覺器官來覺知事物本質的練習（收攝）、集中心念（心靈集中）、在靜心中維持專注（禪定），以及個人與大我的重新結合（三摩地）。訓練課程還應該包含瑜伽的歷史、瑜伽哲學基礎，以及各種形式的瑜伽，例如無私服務的實踐瑜伽

（*karma* Yoga）、虔誠修行的瑜伽（*bhakti* Yoga）、透過世俗學習及研讀經典的智瑜伽（*jnana* Yoga）等等。這樣受訓學員可以考慮選一個適合自己心性、能力的方法來修練。這樣的課程還可以讓學員認識到其他方法和派別的價值，例如奉獻、服務、咒語唱誦、靜坐等等，學員得以學習尊重這些派別，對未來教學也有幫助，可以把好的修行方法指引給學員。

第二要考慮的是：完成整個訓練課程所要求的時間。有些東西沒有辦法僅僅用一個週末、一個星期或者即使一個月，就學得來的。有些能力只有經年累月跟著有經驗的老師不斷學習才能獲得。此外，某些自我覺察的層面，尤其是個人統合的能力，只有經過時間的醞釀才能成熟。一般說來，比較好的訓練課程至少要有二到三年的研習時間。大多數的課程是配合有工作（至少兼差性質的工作）的人而規劃的。有些課程是安排一整年的定期密集訓練；有些課程則配合有全職工作的人，安排在週末和晚上上課。訓練課程的安排方式可能是你選擇的關鍵。不過，即使上過長時間的訓練課程，仍然要花一、二十年的功夫才能真正成為教學高手。參加訓練課程的人應該要知道，完成正規的教育訓練只是瑜伽教學工作的基礎。認真的新老師會繼續勤勉學習——跟其他老師學習、從自身的練習來學習，以及透過不斷自我分析教學方法是否有效來學習。

第三個考慮是：教師團隊的水平。這些老師有什麼訓練和經驗？這些老師在瑜伽界是否名聲良好、受人尊敬？還是名實不符、徒具虛名？他們有長期持續跟著某個老師或某個正式、受人尊重的訓練課程學習嗎？我經常想起我的老師給我的忠告：「登門求教，去找世界上最好的老師，必要時坐飛機去跟他們學習。」這句話果真是金玉良言。因為我體認到，跟隨功力深厚的老師，自己的境界也會提高。當學員無法在本地找到理念相同的老師時，我建議他們每年花一兩個星期的時間參加密集課程，去跟有造詣的老師學習，而不要一直跟著理念相衝突又差勁的老師學習。密集課程的內容足夠你鑽研一整年了。

再來是詢問參加訓練課程需要具備哪些條件。愈來愈多的瑜伽師資課程所收的學員甚至連一堂瑜伽課都沒上過。就像你當西班牙文老師之前是學西班牙文的，那麼，想教瑜伽的人理當早就有一些瑜伽練習的經驗了。要求報名者跟有經驗的老師持續練習一、兩年，是合理的必要條件。完全沒有經驗而想要受訓成為瑜伽老師的人，是該質疑他的動機的；同樣的，機構開課給沒有瑜伽背景的人，也該受到質疑。我想這樣的必要條件會同時大大減少參加瑜伽師資訓練的人，以及提供這種課程的機構。

另外一個選擇訓練課程的參考條件是：這個瑜伽社群反

映出來的價值觀。去年，我的教學搭檔理查·米勒（Richard Miller）常提到這個概念，我聽了之後就經常借用他的話。因為我覺得瑜伽社群極需要透過共修來凝聚團結、相互支持。這個瑜伽中心或共修處的人有慈悲、合作、相互支持的精神嗎？還是充滿了恐懼、競爭、一心只求個人表現？你跟這些人在一起有什麼感受？他們反映了你的價值觀嗎？通常瑜伽中心的風格反映了經營者的價值觀。隨著時間的考驗，我一次次看到堅定的經營者以明確的理念與目標及給予支持的態度，吸引了類似氣質的老師，也吸引了喜歡這種氣氛的學員。同樣的，我看到很多野心勃勃、自我中心的負責人吸引了同類型的人；正如俄國諺語所言，「魚從頭部爛下去」。

最後，我要多費一些唇舌談談研究功夫。我們可以在網路上找資料、做研究，不過，實地參訪瑜伽中心，去感受場地、瞭解師資是無可取代的。你或許發現參加全國瑜伽大會是尋找老師和方法的捷徑。然後，把尋找的範圍縮小，可以去參加研習營，而營隊裡的老師正是你考慮要進一步跟他們學習的。花時間去參觀你有興趣的訓練中心，如果有可能，跟師資訓練班的學員和畢業生聊聊，看看他們是不是滿意。下決定之前，比較一下所修科目和付費方式及課程表，這也是研究的一部分。這些前行研究能降低你受困的機率──參加了某個課程，事後

卻發現不適合。

你怎麼辦？
買家小心

這個案例是同事提供的。

事情是從網路開始的，有個叫肯達拉的研究中心推出為期一個月、總共兩百小時的瑜伽師資訓練課程，地點在熱帶地區太平洋的沙岸邊。網路上說該中心提供雅房、美食、迷人的沙灘，我的老師受邀每天教學三個小時。老師要我一起去，這真是太好了，哪能不去！

到達之後，我們發現肯達拉研究中心位在一塊沙地的死角，馬路的一邊到處是帳棚、貨櫃、木棚子，另一邊則是無邊的太平洋；這兒的海岸太危險，並不適合游泳。

我們的雅房是一個髒兮兮、發霉的貨櫃，外面有兩張噁心的白色塑膠椅；兩個沖水馬桶和兩個洗澡間距離貨櫃幾十公尺遠；唯一的光源是我們自己帶去的蠟燭。顯然這是我們兩個待過最糟的地方。

我問負責人這兩百小時的課程夠嗎？學員受完訓真的能教瑜伽嗎？他說，「可能沒辦法。我們給他們的是療癒。他們的靈魂失落了，我是要讓他們活得好一點。」

課程主要是由負責人的兒子帶領，他教瑜伽、靜坐、唱誦、做治療、提供輔導、帶領「尋求靈視」活動，以及指導每日的生活細節。我詢問他的背景，他說，「我上過約翰·米爾頓（John Milton）的研習營。他很了不起，在世界各地帶領高階主管及各種團體。」

　　「他是瑜伽老師嗎？」我問。

　　「不是，他不喜歡瑜伽。」他說。

　　研究中心的課程從早上七點開始，先是一個鐘頭的拜日式及負責人自創的六招「動瑜伽」，每天都是相同的一套，他的指令天馬行空、模糊不清、東拼西湊。負責人早就說過他從來不練體位法，他的兒子也說教瑜伽是他唯一做體位法的時候。

　　所謂的「瑞士大廚烹飪的素食料理」，結果是裝在塑膠盤子裡用醬油煮得爛爛的蔬菜和沙拉，一天供應兩頓。

　　如此這般過了三天，我們明白整個情況就是這樣了。負責人漫天撒謊：場地、各種情況、食物、他的修行、天氣、戶外廁所、沒電沒燈、不乾不淨、學員沒有程度。不僅僅是食物糟糕、沒有人照料、場地破爛讓人生氣，最叫人無法忍受的是，這種完全沒有覺察、沒有自覺的態度反映到基層工作人員身上，以致感染到學員。

　　最後一天，我的老師跟負責人約見面，他姍姍來遲，身上

還穿著浴袍，剛剛衝浪回來，頭髮還是濕的。

「那麼，你覺得怎麼樣？」他問。

我的老師說，情況跟他事前講的根本不一樣。兩人談話要結束了，負責人完全沒提錢的事，我的老師說：「我走之前要拿到錢。」

負責人抱怨：「我現在手頭真的很緊，銀行裡只有四千塊。我們可能得去找份差事。」

「我經常帶領研習營，我很有經驗，你這個月應該收了四萬塊，這個課程用不到兩萬塊，怎麼可能只剩下四千塊？明天走之前我要拿到錢。」

「我可以寄支票給你。」

「我走之前要拿到現金。」

「昨天我去城裡提錢，可是機器故障了。」

「我們去機場時你不能提錢嗎？」

「我想可以吧。」他語氣不太確定地回答。

最後，他總算在機場付了錢。課程結束之後兩個月，負責人答應其中一位學員，也是他的衝浪搭檔，如果她願意做下一梯次課程的行政助理，就給她五百小時的資格認證。

瑜伽經　第一篇第21節
信心愈強、愈努力者，愈接近目標。

認證

　　瑜伽師資認證是個爭論不休的議題。我不敢提出什麼定論，不過，我願意在這兒開誠布公地仔細討論一番。儘管再嚴格的認證訓練課程也會教出爛老師，不過，寧可進入完整、有指導的訓練課程，勝過膚淺、沒人指導的訓練課程。技術能力和知識可以傳授和學習，可是像靈敏力、基本的做人功夫、天生適合及喜愛教學，這些特質就不是那麼容易學得來的。我見過許多老師，他們有非常高的認證級數，卻因為跟人相處不來而沒有辦法當個成功的瑜伽老師。我記得有位老師很特別。他從一個城市搬到另一個城市，不論搬到哪兒，跟學員和其他老師都很疏離，最後失望地下結論說：靠瑜伽生活是不可能的。相反的，我見過很多受訓時認真努力，但沒有拿到正式資格證書的老師，雖然沒有證書的庇護，他們的親和力及對學員的關心，使他們在瑜伽界非常成功。同樣的，有資格行醫的醫師儘管有完整的訓練，但是連最基本的溝通能力都沒有，以致經常處置失當。這並不是說我們的結論是醫師不需要合宜專業的訓

練。不論有沒有證書，瑜伽老師要有嚴格的訓練是很重要的。師資訓練是目前瑜伽界建立和維持師資標準最可信賴的方法，可是這並不保證受訓出來的人一定是個好老師（就像醫師執照不能保證他是個好醫師）。

　　不管有沒有一紙證明，重點是老師有沒有受完整的訓練。最低限度，上完整個訓練課程，多少可以看出受訓者的認真和誠意。常常有人在訓練課程當中發現自己練瑜伽沒有問題，可是並不想教瑜伽。有人發覺他喜歡在家裡教一點點瑜伽課，少少幾個人就好，而不喜歡做個全職的瑜伽老師，全職教學甚至可能扼殺了他練瑜伽的樂趣；這就像在家煮菜煮得很高興的人，並不一定想去餐廳工作一樣。

　　在選擇訓練課程時，我會先參加由訓練課程的老師或畢業生開的瑜伽課，我要確認這些課是安全的、流程是正確的、上課是愉快的。在靈修的道路上，身體的練習是整個瑜伽修行的一部分，這點對我非常重要。

　　現在有全套的師資培訓機構，按照一套必要的選修科目（通常分散開來在不同的地方學習），從訓練到頒發證照通通包辦。這個發展方向是對的，不過這種方式有幾個大缺點。學員跟二十個不同的老師、在二十個不同的背景之下，跟每一個老師學習兩個鐘頭，這種方式和跟一個合格的老師持續學習

四十個鐘頭是不相等的。累積一堆雜亂的訓練時數，和長時間持續跟隨幾個老師練習、研究、學習，效果絕對不一樣。這種培訓機構到底是提升還是降低瑜伽這行的水準，目前仍無定論。我希望未來這類機構能把必修課程規劃得更有條理、更能促進延伸學習。換個角度來看，有許多人因為家庭因素，或因為住在小城鎮，沒辦法參加長期的訓練課程，那麼一個人抱著完成兩百小時或五百小時的瑜伽訓練目標，不管是哪一種形式的訓練，這樣的動機毫無疑問會促使他深入學習；而且至少對一般大眾來說，知道老師有兩百小時這種起碼的訓練也會安心些。

還有些受人尊敬的老師，他們只有一點或並沒有正規的訓練，可是一輩子鑽研、自修。他們虔誠練習，專心修行，顯然是在自我鍛鍊之下持續這樣的研究。這些老師教學極少有商業目的，他們的真實招來認真的學員。還有許多受人尊敬的當代老師，多年鑽研某種特別的方法之後，發展出獨特的門路，這通常是長年深入鑽研以及教學當中研究發展出來的。

對所有想接受訓練當個瑜伽老師的人來說，最起碼的考慮是：這個課程會提供給我健全、完整、安全的基礎訓練，讓我將來有真材實料教學嗎？有時候訓練課程提供的是流行的東西，而不是扎實的訓練。你需要誠實地省視自己學習的意圖，

然後依據自己的想法去行動。

瑜伽經　第一篇第8節
誤解其實是自以為是的瞭解，直到更好的因緣揭
露了事物的真實性質。

個人魅力的危險與名氣的陷阱

　　個人的磁性和魅力有很強的吸引力，尤其在聯想、附會之
下更不得了。毫無疑問，有些老師確實有真材實料，而有些老
師外表亮眼（通常是市場打造出來的），卻虛有其表，裡面其
實空無一物。我給學員的忠告是：仔細研究、調查老師是不是
真正有料。不要人云亦云盲目追隨有名的老師，或被套裝課程
給套牢，要分辨自己是不是真的跟這個老師學到了什麼。老師
上課的內容經過仔細安排嗎？課程順序合宜嗎？講解內容實用
嗎？還是她的課似乎比較像表演，有吸引群眾的意圖？他的講
解清楚、簡潔、豐富，都是自身的經驗之談嗎？還是東拼西湊
只是一堆「新時代」的老生常談？有時候初見一個老師，看起
來安靜不起眼，一段時間之後，發現他很有深度與智慧。我出
席瑜伽大會時，經常看到一些教學水準特優卻名不見經傳的老

師（通常參加的學員非常少）；而一些吹捧出來的明星老師，雖然一席難求，學員擠得滿滿的，他們的教學內容卻貧乏得慘不忍睹！不禁叫人懷疑，這種老師是不是已經被吹捧出來的虛名給催眠了，故而信心滿滿地呈現自己的貧乏。

這種人到處都有，無論是銀行裡有巨額存款的宗教領袖，還是腐敗的政治領導人，而偏偏總是有容易上當的人追隨這種領袖。當你考慮跟隨某個老師學習時，不管他有沒有名氣，要持續張大眼睛觀察，用腦子分辨。才約會一次就沖昏了頭馬上跟對方深入交往，是不聰明的做法；還沒弄清楚老師的底細，就無條件信任他、追隨他，也是不智之舉。所以在決定要跟某個老師深入學習之前，無論花多少時間調查都不冤枉。然後，你要定期檢查自己從這個老師身上學到了什麼。每上完一堂課，就問自己：今天我學到了什麼對我的瑜伽練習及生活有用？

我不是說對所有名氣大的老師都要加以懷疑。有些老師聲名遠播，是幾十年老老實實教學的回報，這種名聲通常是沒名沒利地在這一行默默耕耘幾十年累積出來的。名聲鵲起的危險是，容易滿足於既有的榮耀，這是人之通病。當學員滿堂、招生無虞、甚至排隊等候之際，不管是自己的練習或教學都不需要像過去那麼認真努力了。

無論是實至名歸或徒具虛名，名氣都是個陷阱。老師日益

受到學員的崇拜，而這些學員通常不會去質疑老師的行為。老師愈權威，學員會畏懼，也就愈不容易出現質疑老師或跟老師對立這種抑制老師權威的行為。這樣的老師可能變得自大，甚至認為一般的法律規則不適用於他。自古以來人類社會所有的領導人都在重複演出這個典型的戲碼，所以我們也不必驚訝在瑜伽傳統裡（尤其瑜伽自東方移植到西方之後），有許多老師墮落敗壞了。濫權的行為被學員合理化、正當化時，我們應當特別警覺。老師濫權的行為被遮掩或否認時，我們應該把自己視為共犯、同謀。雖然老師要對自己的濫權行為負責，但是學員也有責任去質疑老師，以示對自己、對其他學員、對這個修行傳統負責，因而建立一個制衡的健全環境。更重要的是，同行有責任質疑老師的濫權行為。

多年來，外界謠傳一位披著某個瑜伽派別外衣的名師，在教學時不當觸摸學員。他的行為在任何社會，不論東方或西方，都是下流猥褻並且違法的。如果一個男人在街上摸我一把，這個動作可能構成性騷擾。然而，換個情境——在瑜伽教室裡——老師沒經過女學員的同意把手放在她的生殖器上，辯稱自己是在示範「契合法」（mudra）❷，大家聽了也就相信了。由於這

---

❷ mudra 有好幾種意思，此處指「封住」或「鎖住」身體某部位，以守住及導引氣體能量。

位老師身分崇高，這些報導大體一直受到忽略，反而是這些女人的品德遭到質疑，懷疑她們有說這種話的資格。後來這位名師到美國教學，有些女學員不習慣瑜伽老師把手放在她們的生殖器上，在課堂上公開質疑他的行為。我不知道這件事是怎麼解決的，不過，我注意到這位名師最近都沒有去美國教學了。

公開對抗老師或鬧到警察局，並不是處理事情的好方法。由於瑜伽界幾乎沒有任何正式的管道來處理這類事，所以造成這樣的局面。如果長期跟隨這位老師學習的學員及早質疑，反對他的行為，並且明白表示無法接受，這種事情也就不會長年苟且下去。我要明確聲明：責任永遠在老師這一方，但是學員及邀請老師來教學的負責人，如果沒有去質疑或調查濫權行為的真相，可能都是共犯、同謀。

瑜伽經　第三篇第46節
是什麼構成身體的完美？
美麗、優雅、力量，以及鐵石般的堅定。

醫療議題與不實宣稱

瑜伽老師，尤其是教哈達瑜伽的老師，需要留意自己講的

話。比方說，自己沒有的能力絕對不說有，保證學員的狀況會進步是不道德的。你可以說自己見過有類似狀況的人進步了，但是你不能開口保證；給她極需要的鼓勵，但不利用別人有所需求時的軟弱。

沒有醫療資格的瑜伽老師不應該做醫療診斷，或反駁醫療人員的診斷。老師絕對不能建議學員停止用藥，不過可以建議學員去找醫師或其他合格的醫療人員諮商。

醫療議題是教學時經常碰到的棘手事，尤其是當老師認為醫師沒有準確診斷出學員的毛病時。通常一般內科醫師對肌肉骨骼的問題知之甚少或一無所知，卻斷然說出讓人喪氣、絕望的診斷，而瑜伽已經顯示對這種毛病有所助益。這種情形正如有些醫師對瑜伽治療學的複雜內涵一無所知，或搞不清楚哪些老師有這種能力，卻經常全面推崇練瑜伽的功效。❸在這種情

---

❸ 「瑜伽治療」是當代術語，指千百年來瑜伽高手曾做的事：選取某個特別的瑜伽練習來減緩或治療特殊的身體狀況、傷痛或病症。有些瑜伽治療者是醫師或物理治療師，也有許多人沒有醫療執照，但有專門訓練來幫助某些特別的學員。瑜伽治療的範圍包括（但不限於）：哮喘、背痛、心血管疾病、沮喪、糖尿病、飲食失調、高血壓、肌肉萎縮、肥胖及勞肌損傷。

「國際瑜伽治療師協會」定義瑜伽治療為：提供瑜伽練習的指導和教學，以預防或減緩疼痛、痛苦，以及造成痛苦的根本原因。最好是一對一教學，這樣可以針對學員獨特的狀況及希望。練習的方法包括（但不限定於）：體位法、呼吸法、靜坐、唱誦、個人儀式、祈禱。教學包括（但不限定於）：直接指導、討論、生活方式諮商。瑜伽治療可以涵蓋生活的任何層面，瑜伽傳統把人的存

形之下，不妨讓事實來證明，讓學員自己下結論。如果老師對某個初學的人有安全上的疑慮，那麼應該先請學員去徵詢醫師的同意。下文可以幫助你做出合乎道德的決定，以利學員的福祉。

- 在初級班開課前，一定要詢問學員是否受過傷，或有哪些身體狀況影響他們上瑜伽課。如果你有報名表，可以請學員填寫身體狀況，以及目前在服用哪些藥物。
- 可以關心、鼓勵學員，但是不要說保證會治好。沒有醫療專業資格不要下診斷。
- 一定要尊重專業合格醫療人員的診斷、治療方式和處方。
- 如果自覺能力不足，考慮把學員轉介給更有經驗或專精這種症狀的老師。
- 小心為上：請學員回去詢問醫師，確定瑜伽對他是安全、適合的練習。
- 去找學員的醫師詳細瞭解他的健康狀況時，一定要先徵得學員的同意。

在歸為五類，用現代詞彙大致等於：人體結構、生理、情緒、智力、靈性這五個層面。更多資訊請參考：www.iayt.org。

- 讓學員在練習中看到證據；當學員的身體狀況進步了，他會自己做出結論。
- 要求參加特殊需求班、瑜伽營、研習營的學員表明目前服用哪些藥物，以及服藥的狀況。要求所有瑜伽課的學員表明這種事可能會引起爭議。止痛、消炎這些藥物會壓抑症狀，讓老師難以確定學員動作的安全限度。還有，要審查有服用精神疾病藥物的人是否適合參加長程禪修練習。

　　以下是我對報名師資訓練課程學員的審查篩選辦法：

　　你有任何身體或情緒的問題會影響到訓練嗎？高度體驗性是這個訓練的重要面向。你會深入練習，也要緊密地與其他學員和團體一起練習。課程當中會有不同的教法與學習方式，有些你可能不習慣。有時候有些人可能會產生情緒問題，參加的人需要有處理、恰當表達及包容的經驗。如果你目前在做精神或心理治療，或是服用這類藥物，請你和你的治療師討論是否適合參加這個訓練。

- 如果學員情況特殊不適合上團體課，或是學員為了想跟上班級的程度而損及身體，可考慮要求他上個人課。有些人的經

濟狀況無法上個人課，請參考「分級教學」那一章節，裡面
談到班級結構，或許適合這類學員。

● 除非當事人同意，否則學員的健康狀況要保密。

你怎麼辦？
學員的安全

某個週末工作坊，中心的老師要我注意蘇菲亞，說她下課
後有很強的情緒反應。晚餐時，我很訝異蘇菲亞也參加了，這
個小餐會通常是保留給搭檔老師、負責人和我的。負責人把我
拉到一邊說，蘇菲亞似乎極脆弱，請她一起來晚餐是想給她一
些支持。蘇菲亞和她的先生都有嗑藥、酗酒的前科，她有好
幾次自戕的紀錄。她剛生下孩子，家庭、經濟都不穩定，所以
壓力相當大。晚餐時，蘇菲亞跟搭檔老師說，「我可能會自
殺」，另外還說了一些讓人擔心的話。我們匆匆討論了一下，
勸中心的負責人立即要蘇菲亞跟當地的自殺求助專線聯繫。他
們建議蘇菲亞二十四小時之內不可以獨處，催促她隔天馬上去
社區的精神健康中心就診。

你怎麼辦？
建議學員去看醫師

卡翠娜是我的固定學員，她私下透露最近因為墮胎而感痛苦。細問之下，我發現她還在流血，我明確地表達了對她的關懷，然後要她暫時停止瑜伽課，直到不再流血並且得到醫師同意之後再恢復上課。幾個星期之後，卡翠娜回來上課了，看來一切都不錯。過了六個月，有天晚上卡翠娜打電話到我家，說她肚子很痛，做任何姿勢都沒用。她什麼細節也沒說，只要我告訴她做什麼瑜伽姿勢可以減輕腹痛。首先我告訴她，我不是醫師，不能給她建議，如果痛得很厲害，應該馬上去附近的醫院急診。後來我才知道卡翠娜是因為再次墮胎導致腹腔膿腫，引發了有致命危險的敗血症。等她好了一些，我去醫院探望她，表達了關懷之情，希望她在性關係上能分辨輕重好壞，以免傷了自己和別人。

你怎麼辦？
信口開河說大話

我最後幾年在舊金山教瑜伽時，正值愛滋病流行（當時延長生命的藥物尚未問世），我注意到卡斯楚區（同性戀區）到處可見印製精美的廣告在推銷新形式的瑜伽。由於這些新

課程是由我租場地授課的瑜伽教室所提供的，我決定參加開幕典禮，去聽聽這個教法的資深老師演說。我和同事出席了開幕典禮，會場大約有上百個人，有些人一看就知道是愛滋病患者。

資深老師穿著曲線畢露的白色緊身褲，襯衫的鈕釦開到肚臍，頸項上一圈又一圈的金鍊子，在前排觀眾的鼓掌歡呼聲中開始演說。我們一眼就看出觀眾席裡安排了一些人（都穿得西裝筆挺）是專門來鼓掌喝采的。幾分鐘之後，演講者說出了驚人之語：「如果你練我這套瑜伽，會治好你的愛滋病！」愛滋病的生物學剛剛在大學首度開課，當時對愛滋病的性質和預測才有一些理解，這個話說得太超過了。我親眼見到好些學員、同事快速衰敗、死亡。接下來的三十分鐘，不外乎自吹自擂、誓言旦旦、滿口粗話，我和同事就離開了。瑜伽教室確實開了這些課，可是不到幾個月，教這套方法的分部老師病得太厲害而無法教課。我們知道這個老師有HIV病毒反應，可是瑜伽教室沒有說明他離開的原因。

轉介其他專業人員的時機

做為老師，只要你認為學員的問題（無論是心理的、情緒的、身體的或靈性的）不在自己的專長範圍內，唯一明智，

也是慈悲的做法就是，把他轉介給更適合、更有經驗的專業人員，無論是別的瑜伽老師、醫師、諮商師或治療師。我在教受過性侵害（例如亂倫）的女學員時，如果這個學員還在創傷階段，我會堅持她一定要同時去看合格的、有能力處理性侵害問題的心理醫師或精神科醫師，並且請醫師觀察她的發展。我也可能要求這樣的學員在參加瑜伽營、密集班或禪修營之前，先去徵求醫師的同意，因為密集課程有時候會引發當事人的陳疴舊恙。這樣的學員需要有個支持安全網，讓她安全地說出問題。

　　當學員有嚴重的健康問題，而瑜伽練習似乎沒能改善他的情況時，要求學員去看醫師向來是明智之舉。有時肌肉骨骼的毛病（例如腰背痠痛），可能是嚴重的器官或生理問題，如腎臟發炎、腫瘤或神經問題。學員抱怨疼痛，不論躺或臥都不能減輕，或嚴重到不能睡覺，那就得勸他趕緊去看醫師。我記得有個學員喊肚子痛，不管是站、臥或熱敷都會痛，我勸他馬上去醫院，結果診斷是腸阻塞，如果再拖延一下，後果可嚴重了。

　　瑜伽老師也應該仔細審視自己在醫療保健這方面有沒有偏見，因為偏見會影響他們的判斷。如果瑜伽老師相信所有的健康問題單靠練瑜伽就能解決，或是只相信自然療法、草藥或另類療法，那麼遇到必須使用對抗療法（西醫）的狀況時，他可能會忽略。膝蓋有毛病的學員可能就是必須要開刀，開刀不只

是減輕目前的疼痛，同時預防關節惡化受損。老師若堅持用瑜伽來解決膝蓋問題，會導致更大的傷害。同樣的，老師若堅信某種醫療保健方式，會妨礙學員尋求必需的醫療幫助。

我們要認真看待及尊重學員的感覺，我們也要尊重其他專業，不要逾越界限涉入我們沒有受過訓練的領域。儘管有些瑜伽老師受過治療訓練，但是能和學員的醫療師合作通常是明智之舉。例如，學員有脊椎方面的毛病，老師經過學員的同意，跟他的整脊師、外科醫師或復健師討論之後，會更清楚怎麼幫助他。許多醫療師樂於和其他專業人士協力合作，尤其他們看到患者透過瑜伽使得病情有所進步時，更是如此。

瑜伽老師特別不應該充當心理醫師，或是有意激發學員宣洩情緒，學員可能沒有心理準備，也沒有能力整合這樣的經驗。如果這個老師只是來短期授課，不會留下來收拾善後，那尤其麻煩。

你怎麼辦？
適時插手處理問題

道格拉斯是研習營的客座老師。他用椅子幫西莉雅做輔助式肩立，這個姿勢相當危險，道格拉斯並沒有仔細觀察西莉雅就轉身去教其他學員了。這時候，西莉雅起身說她不舒服，瑜

伽中心的負責人注意到她的臉色慘白，所以當西莉雅突然去廁所時，負責人擔心地跟過去。她發現西莉雅昏倒在廁所的地板上，臉色發青、呼吸微弱，趕緊請一位當護士的學員來幫忙。西莉雅恢復過來回到教室，負責人告訴道格拉斯這個學員剛才昏倒了。他聽了若無其事地說，「哦，她沒事的啦。」算是幫忙吧，他從袋子裡掏出一包草藥飲料（這是他正在銷售的產品）遞給西莉雅。如果你是負責人，你會怎麼處理這個情況？

你怎麼辦？

你可以說「我不知道」

這個案例是同事提供的。

在西方文化裡，我們總是要給每一個問題答案，這是別人對我們的期待，我們也被這樣教育。我們在學校裡學到的是：考試卷上不要有空白，隨便給一個可能的答案比什麼都沒寫要好。在我們的文化裡，「不知道」是羞恥、不好的。身為老師、身為人，我們個人的修為能不能讓我們自在、單純而謙卑地說出，「對這個問題我沒有答案」。或許這是驕傲與謙卑的道德學。當有人提出問題而我們無法回答之際，能夠說出「我不知道」，這是道德的。不打誑語，也不說「我想、我猜」，丟出模糊或玄之又玄的訊息，聽的人會認真看待，因為這是

「老師說的」。我懷疑這種現象如此普遍，是不是大家害怕給人沒知識、沒學問、笨蛋的印象。

　　幾年前，我邀請了一位了不起的氣功老師來授課。上課沒多久，有人問了一個問題，她回答「我不知道」，沒有多說什麼似是而非的答案。沒多久，她用同樣的方式回答了一個又一個問題。起初我有些尷尬，後來我注意到，當她確實回答某個問題時，信心十足，聲音嘹亮。我還注意到，她說「我不知道」的聲音也很嘹亮，在她的「我不知道」裡既沒有羞恥，也沒有防禦的味道，這讓聽者的感受完全不一樣。剛開始聽眾對她動不動就「我不知道」的反應相當吃驚，但是課上到最後，大家都非常尊敬、喜歡她。她是個有自信、有學識的老師。她的誠實使她表裡如一、誠信實在。她說「我不知道」的時候，沒有半點扭捏尷尬，這個示範讓我們大家放心效法。真是活力十足！

　　有人問了一個問題而你不知道答案──注意自己這個時候的反應。你能坦誠回應嗎？例如上課講到一半楞在那兒接不下去了，你會擔心學員認為你懂得太少而覺得不自在嗎？上課講解之際，有一段時間沉靜不語，你（還有你的學員）會怎麼樣？

瑜伽經　第二篇第37節
正直不阿，則萬福現前。

班級人數

　　無論你是邀請客座老師來教學的瑜伽教室負責人，還是預備在社區教會開初級瑜伽課的老師，在決定班級人數的時候，要有合理、公平的考量。我常聽到真心想學瑜伽的人說，他們參加社區體育館或瑜伽教室的初級班，身邊圍了五十個人！這類悲慘的告白愈來愈多。要安全地教這麼多初學者不是不可能（我有許多同事在大學裡就不得不這樣做），不過，大班級再加上快速的練習方式，以及不恰當的難度練習與姿勢，就可能造成大災難。很多初學者因為強烈的挫折感而放棄了剛萌芽的瑜伽練習，或是參加了瑜伽課之後，發現自己學的不是瑜伽，不過是有著梵文名稱的複雜柔軟操。

　　考慮班級人數時，學員的經驗程度和老師的經驗程度都應該考量在內。通常學一樣新東西時，人數應該少一點，這樣學員可以得到多一點的關注。我剛開始在家裡教學時，學員人數是四到十位，這樣的人數可以讓我發展重要的教學能力，例如平衡團體的講解和個人的指導，同時維持課堂的進度。小班還可以讓我學會辨別團體課常見的問題，幫助我改良講解方式。

等我開始租教室，帶班更有經驗之後，我的初級班限定在二十到二十五個學員。許多初學者常有健康問題和複雜的身體毛病，他們很少有或完全沒有做身體動作的經驗，所以不知道如何依照自己身體的狀況來修正姿勢。不像中級的學員知道如何分辨好的痠疼與不好的疼痛，也知道如何修正姿勢以適合自己的身體狀況；這些能力初學者通通沒有，所以是所有學員當中最容易受傷的一群。我自己的經驗是這樣子的：即使初級班是個小班，我也喜歡整堂課有個助教跟著，在學員有需要時給予一對一的關注。有些瑜伽派別甚至說，一對一教學是教瑜伽唯一道德的方式。這種方式很棒，因為老師可以依每個學員的獨特情況和目標來教導。儘管老師選擇團體式的教學，一定還是有學員在課堂之外需要上個人課，有可能是為了跟上一般課的程度，或是先鍛鍊一下以期能安全地上團體課。有些老師規劃了「半私人課」（一班不超過六個人），學員在練習時有比較多的個人指導，卻不需要付個人課的費用。

理論和實踐不總是那麼契合。許多開銷大的瑜伽中心的實況是，班級人數可能需要比理想的要多。要打平瑜伽中心的開銷和付給老師合理的報酬，是相當不容易的。我合作過的許多瑜伽教室負責人表示，要生存下去，又要維持健全的教學品質，真是難啊。不過，班級人數多的問題可以用一些可能的

方法來降低它的缺失，例如；明確的班級分級教學（詳見後文）；給想上特殊班的學員提供六或八堂不能缺席的先修課（詳見後文）；請實習生充當助教，跟著有經驗的老師一起工作，以降低師生比。

工作坊與密集班的人數

邀請客座教師來教學，光是機票和食宿這些費用，就得提高招生人數。不過，在邀請這種老師和可能降低學員學習環境水準之間，還是有不錯的平衡方法。老師如果事先留意這個問題，可以帶一個訓練有素的助手，或是請當地熟識的老師來幫忙，這樣就可以降低師生比。我的經驗是：額外付一小筆費用請助教，或是提供一筆獎助金請當地的老師幫忙，這樣的一點花費就能提高學習環境的水準，非常值得。只要學員的學習環境安全、教學內容有價值，不需要因為工作坊或師資訓練班人數眾多而良心不安。然而負責人必須坦白預先告知實情，以免學員有不切實際的期待，希望得到一對一的關注。客座老師也可以要求負責人仔細篩選參加的學員，這樣整個班級會有一定的默契。讓沒有什麼經驗或完全沒有經驗的人，或是身體有複雜舊傷的人參加人數眾多的瑜伽工作坊，對這個學員本身、對

老師、對其他學員都不利。

　　學員也要實際一點。資深老師通常必然有許多學員爭相請益，希望能就近圍著老師受教。學員參加大型的工作坊，耳朵最好伸長一點，盡量用「耳朵」來學——聽老師給全班的指導，以及側耳傾聽老師針對某個學員的指導。仔細看老師的示範，仔細聽老師怎麼指導別的學員，這對你自己的問題會有寶貴的啟發。在大型的工作坊裡期待老師針對你長期而複雜的頸傷加以討論是不切實際的，對老師也不公平。下課後去問老師一個「小問題」，結果老師聽你細說從頭、長篇道來（這可是一對一的上課方式），這對老師也不公平。大多數的老師會盡一切力量去幫助各個學員，老師在帶這麼大的團體時，學員要求老師再多關注自己一點，是不切實際的。

　　這種活動的負責人要確保場地夠大，足供每個人很舒服的活動，以及每個人都能看到、聽到老師，甚至需要有教學台和擴音設備。負責人不應當招收超過場地所能容納的人數，人數超收或許今年賺到了錢，可是大家會用腳投票，學員覺得班級人數太多，通常下一次就不來了。老師的經驗要夠，要考量自己的教學內容在大班級裡是否能安全呈現，以及是否適合練習。例如，在大型會議場合，通常人數極多、輔具不足，因此我絕對不教頭立或肩立，也不樂意大家練習手立。有些練習做

完之後可能有不安的反應，要考量學員是否像在固定課或數天的研習營那樣有機會整合教學內容；在那樣的課堂裡，你有機會察覺學員的困難點，有機會進一步探究。

希望老師盡可能照顧到最多的人和貪財之間可能僅有一線之隔；算算人頭，大家不難明白，收一百個學員和只收五十個兩者收入的差別。不過，這樣做不一定不合乎道德。任何一派的資深老師，不論是屬世派或屬靈派，都難能可貴，這種人已經是他那個圈子的大師，很可能也累積了許多忠實的信眾。大多數的學員都明白，一般課可能有機會親近到老師，但是和這麼多人跟大師級的老師一起上課，就要打消和老師有親近互動的念頭。還有，一百個人參加瑜伽營初次學習頭立，和同樣多的人參加講習課、禪坐練習或深度放鬆練習，那是大不相同的。

不管情況如何，老師和瑜伽中心的負責人必須說明，班級人數到達某個程度會嚴重影響教學的內容與品質，就無法履行對學員的保證：在安全的學習環境裡有效學習新能力。

擴音器

許多人剛開始都不喜歡瑜伽老師用耳機式的麥克風。這是

沒辦法的事，因為班級太大時，要用（也應該用）這項科技來立即改善教學的品質。四處遊走教學的瑜伽老師所帶的工作坊人數通常比一般課的人數多得多，這時就需要用到擴音器。我竭誠建議遊走教學的瑜伽老師自己花錢買裝備。我現在外出教學都帶著自己的耳機麥克風，以確保擴音的品質（通常租借的麥克風音質都很差），也確保裝備用起來順手（租借的設備可能不好操作或不適合，例如夾式麥克風就不適合邊說話邊做動作）。

一旦學員習慣了擴音器，大多數的人都很高興能聽到所有的指導。許多學員告訴我，這是他們頭一次在瑜伽工作坊聽到所有的指導。年紀大聽力有問題的學員尤其歡喜；還有，做某些練習時（例如人躺著聽力會減低），擴音器的幫助就很大。此外，在比較大或音效差的空間裡，當瑜伽老師必須把頭朝向一方，或彎下身子去調整學員姿勢時，無論老師多用力說話，另外半邊教室的人都聽不清楚他說的話，這時擴音器就派上用場了。負責人也要記得，客座老師在密集課程及長程訓練課程裡，一天可能要說六個鐘頭以上的話，這種情況要維持一個禮拜或更久，對喉嚨是嚴苛的考驗。但是也用不著一定要聲嘶力竭，你可以用比較收斂的聲音在大空間裡說話，我發現這種聲音差不多就是我帶領禪坐或引導攤屍時所用的聲音。負責人要

明白，密集教學跟一個半鐘頭的常態小教室教學相當不一樣，一定要有擴音設備。

瑜伽經　第二篇第36節
真實不虛，則心想事成。

合乎道德的班級結構

如果學生不分程度，從一竅不通到研究生都上同一門課，有幾個大學教授教得下去？任何人都可以臨時插進來，並且提出一些沒頭沒腦的問題妨礙上課，難道大學教授會這樣開課嗎？如果教授想開一門高級基因學給連基礎化學都沒有概念的學生，你想會有什麼結果？這就是世界各地許多瑜伽中心的瑜伽老師在教學時所面對的狀況。

教學要健全，必須嚴肅探討瑜伽課的班級結構。當瑜伽課開放給來來去去的臨時學員，其中有些人有嚴重的身體傷痛及健康問題，那麼，老師既不能照顧到容易受傷的學員，也無法滿足認真練習、希望精進的固定學員。當瑜伽課不分程度開放給所有的人，學員可以隨時插進來上課，這時最認真按時上課的學員受害最大。每逢有初學者加入開放式的瑜伽課，老師

就可能得把程度降到最低，以顧及安全。我們在師資訓練課程裡最常討論的，就是這個問題；在結構不健全的課堂裡奮鬥掙扎、努力教學，就如同拚命把船上的水舀出來而不去修補漏洞一樣。我深深認為解決這個問題的關鍵為：瑜伽課應該要採預先報名制，凡是想上開放課的人至少要先上幾堂基礎課作為必備條件。這種結構的好處非常多，包括：

● 這樣一來，老師能逐漸瞭解學員，可以決定在什麼時候教什麼。

● 班級結構有規矩，老師可以熟悉個別學員的需求。此外，因為學員不能隨便插進來，正規學員的需求總是擺在首位。

● 學員不得不下定決心來上課。許多中心認為這種方式不可能行得通，可是在我自己的經營經驗裡，我把開放課改為預先報名、定期上課的方式後，學員說這種上課方式讓他們學習到紀律，以及能持續進行對自己有益的練習，因而表示感謝。由於這種課程受到歡迎，中心的利潤幾乎是過去的三倍。

● 這類課讓老師和中心保證有收入。學員是否上完所有的課由他們自己決定，但是老師來教學一定有固定的報酬。

● 學員從開始到結束上完整個學程，老師能看到他的進步。老師能看到及欣賞到有形的成果，是教學生涯產生滿足感的要

素，而這種成就感是教學壽命長短的關鍵。

● 中心因為提供健全的教學結構而得到好名聲。有一個中心就是個例子，小班教學和優良的課程經過口耳相傳，讓中心的廣告費陡降，而且接著新開的課也班班額滿，還有許多人在候補名單上排隊。

工作坊和密集班也應該考量到健全的班級結構問題。我在帶週末或一週的密集班時，幾乎總是在合約裡言明：學員不能只上部分的課程。工作坊准許學員半途插進來會是個什麼情形，我親身經歷過，不管是當老師還是學員，我都嚐過那個滋味。半路插進來的學員因為漏失了前面重要的基礎練習，通常搞不清楚狀況，提出的問題常干擾到課程的進行。還有，學員經過幾天相處，有了默契和親密感，這種氣氛讓大家在團體裡覺得安全，故能放心探索自己脆弱的層面。當有新人進來，不管那個人多友善，團體都會受到波動，因為大家對那個人的信任感還沒有建立起來。糟糕的是，如果老師准許學員插進來上課，卻沒有謹慎考量進來的人與進來的時機，結果花在半途進來的學員身上的精力和時間，可能比全程參加的人更多。對工作坊的負責人來說，接受只上部分課程的學員是個誘惑，因為可以增加收入，不過這樣做經常會破壞團體的學習默契。

有些情況可能可以讓人臨時進來上課。有時候長期跟隨我、已經很熟悉我的教法的學員來單上一堂課；有時候從海外來的學員，或是停留幾天的訪客要求上我的定期課；有時候（例如瑜伽營）我經過學員的同意，讓新手進來觀摩教學。儘管如此，我通常不鼓勵臨時插班上課，因為即使是觀摩，都會讓學員覺得不自在。

建立並維持合乎道德的班級結構，是老師提供給學員有凝聚力的學習環境的方法。當老師不清楚怎麼樣去維持健全的班級結構，學員下意識記住這是個缺少章法的地方，那麼必然有人要探試極限。可以從學員長期遲到、缺課、要求退費甚至提早離開，看出這個教室缺少章法。如果老師稍稍不清楚自己的章法，或是章法有一點點的改變，就給自己和學員留下了破綻；也就是說，這樣的環境沒辦法提供有力的教學。

學員確實需要明白：瑜伽教學是深奧的事，而教學不能單靠規則。老師有權、也有責任清楚制定規則，他有資格訂立規則、要求，然後按照規則來教學。老師或中心不能明確訂立規則，學員就無所依循，以至於隨自己的想法來認定事情。

最近我到美國教學，幾個中心的負責人表示有個新現象讓他們擔憂——學員只上課堂當中動作比較強烈的部分，等到要進行比較靜態的地板動作和最後放鬆攤屍的部分時，就捲起墊

子走人。面對這種讓人難受的現象，各中心的反應不同，很有意思。有些中心立刻要老師跟學員講清楚：必須完整上完一堂課；有些張貼海報清楚告知學員。這些做法都清楚地發出了訊息——課堂裡是有行為規範的，既然來上課就要遵守。有些中心睜一隻眼閉一隻眼，希望事情會自己改變，這讓老師和學員都不知道該怎麼辦才好。這樣一來，又是最認真學習的學員受損，又是他們被那些有事隨時就走的人干擾。這明明就是不尊重所有同學的做法。

> 瑜伽經　第二篇第46節
> 在練習靜慮和其他時候，身的姿勢和心的狀態
> （或生活的態度），都應當是穩定而愉快的。

分級教學

　　老師和瑜伽中心都有責任提供分級式的瑜伽教學——班級有明確的程度分級、內容有明確的限定。可是話說回來，當學員不分程度任其挑選想上的課，就不可能做到分級教學。老師需要仔細檢視來上課的人，以決定他適合上什麼程度的班，因為新學員通常沒有能力決定自己該上什麼程度的班。許多人以

為十年前上過一堂瑜伽課，或跟著電視、錄影帶學了一陣子瑜伽，就能上中級或高級的課了。老師確實按照廣告所宣稱的級別、程度來教，比規劃課程及教學分級廣告更重要。因此中心聘請老師時，有責任要求老師教學時一定要確保學員的安全，尤其是教毫無經驗的初學者。糟糕的是，許多老師（尤其是年輕老師）急著做比較難或比較激烈的動作，而不是教適合學員的東西，因為他們預期這種做法會讓自己受歡迎、有名氣。這就把自己陷在不利的兩難局面了——學員通常想做根本不適合自己體能的練習，老師知道學員的想法而屈服於這股壓力。許多中心負責人私下告訴我，他們必須把廣告單上的「初級」、「基礎」這些字眼拿掉，因為在西方人的心裡，不管做什麼事，被視為「初學者」是個侮辱！無論是物質的擁有還是能力的取得，「期待立即得到滿足」的心態，是相當新的文化現象，這種心態破壞了經驗的豐富性，而豐富是長期努力累積來的。瑜伽老師和中心可以媚俗，也可以對抗這種病態文化。

老師的教學不可能百分之百符合班上每一個人的需求，我喜歡用「九成法」來評估自己的教學。如果班上九成的人（希望能更多）大概瞭解，也能整合我所教的，我就覺得全班的學習狀況很不錯。當然，班上總是有人或者有自己的計畫，或者有人還沒有辦法瞭解此刻所教的，或者有人還沒有和老師連接

上，或因為任何原因而不在這九成的範圍裡。不過，當老師所教的東西全班大半的人做不到，在那兒苦苦掙扎奮戰時，老師就應該擔心了。當只有老師和少數幾個學員能做到老師所教的動作時（更常見的是，超出自己的能力在那兒咬牙硬撐），這種課有可能是老師在作秀，而不是在教學。這樣做秀會有可怕的後果，要沒有基礎或條件做這些動作的學員去做這些練習，可能會嚴重受傷。當廣告上宣稱的班級程度和實際教的不吻合時，老師和中心就是把容易受傷的學員推到極危險的處境（許多學員不敢自行調整動作或提早放掉姿勢）。

老師不應當教自己沒有練習透徹的東西。我們應當教自己明白及自己練習的東西。當老師按照理論教學，而不是經過實證、不是根據自己的經驗，所教的東西很可能是不安全的，也不太可能真正知道怎麼幫助學生，因為他沒有通盤瞭解。不過，老師教自己早已通盤瞭解、但不再練習的動作，不算失德。這就像年紀老大的芭蕾舞者，雖然自己做不到某個動作了，但是可以把早年苦練的功夫傳給新秀。兩者的不同在於：她已經通盤掌握了箇中的知識。

身為老師，當你覺得不得不教超過學員程度的東西時，你需要釐清自己的動機。你是害怕自己要求太嚴謹學員會流失？你覺得需要顯示能力、誇耀本領，以證明自己的才能？或者顯

示和誇耀是為了想在瑜伽事業上大展鴻圖？你擔心依學員的程度教學，學員會沒興趣，因而危及你在中心的地位或教職？這種顧慮是你的想像，還是真有其事？還是你需要教「進階班」做「進階練習」來滿足自己的虛榮心？我們需要徹底檢測自己的動機。我奉勸那些不得不教困難動作以保住工作的年輕老師，生活上最好有其他的收入來源，如此教學時才不致於違背自己的價值觀。西瑞‧康諾立（Cyril Connolly）是英國的評論家、編輯暨作家，他說：「為自己寫作而沒有讀者，要比為讀者寫作而沒有自己來得好些。」這也可以作為瑜伽老師的忠告。我確信以德教學終必會收到許多認真的好學員。如果老師沒有單靠教學維生的經濟壓力，比較可能維持健全而誠實的教學品質。

正如你所見，群眾魅力、野心、名氣等等，跟合乎道德的班級結構、程度分班這些議題是糾糾結結、密不可分的。老師或中心一旦有沉重的成本壓力，就有同樣強大的力量誘惑他降低教學標準，因此財務問題是關鍵。純以教學維生的老師（尤其是想要建立瑜伽事業的老師）也是類似的情況，當他面臨生存壓力時，就有可能不顧教學品質。我給老師的忠告是：維持兩種工作（至少在初期）。有其他的維生方式可以讓你壓力少一些，也就能摒除降低教學水準的誘惑。

你怎麼辦？
適合特殊學員的瑜伽課

　　克拉瑞發生嚴重的車禍，車子翻出去，她的肩胛骨和肋骨斷掉，感覺全身都廢了。經過治療之後，一隻手臂仍舊無法舉過肩膀，醫師說這種狀況「完全正常」。她不滿意這樣的診斷結果（我得聲明這是她的說法，不是我的），跑來找我。經過初步測試，她參加了我的「特殊需求班」。在初步測試的那一堂私人課裡，經過評量之後，確定團體班會危及她的安全，所以建議她參加每週一次的「特殊需求班」。這個班設計給四到六個學員，由兩個老師輪流教。課程內容都是簡單的動作和姿勢，而且進行得非常緩慢、溫和，可以配合每個人的不同需要隨時停下來改變、調整，然後再開始。由於所有的學員都需要特別的關注，故而能理解這種走走停停的練習方式。

　　經過許多星期的穩定進步，現在克拉瑞可以得意地把兩隻手臂高舉過頭，並且從「特殊需求班」畢業進入團體班。多年之後，她開始參加瑜伽營及密集班以深入瞭解瑜伽。從克拉瑞來找我測試，參加「特殊需求班」到現在，已經過了許多年，她感謝地說，「要不是有這種課程，受傷之後的我是不可能參加任何瑜伽課的。」克拉瑞的故事對我們應當有所啟發——我們能提供些什麼給那些不能參加一般瑜伽課的人？想想看，你的瑜伽教室是不是有開這種課的需要？

你怎麼辦？
　　　代課老師

　　這個案例是同事提供的。

　　「幾年前，一位新老師頂替了一堂我的瑜伽課。那堂課的
學員全是五十五到七十歲之間的婦女，她們需要比較緩和的動
作。新老師顯然不會依學員的需求來調整自己的教學方式。我
在幾個月之後偶然遇到其中一位學員，她告訴我，新老師要她
們做坐姿前彎，還用身體的重量壓在學員的身上讓她們更彎下
去一點。從她的話裡可以知道，沒有一個學員拒絕或抱怨。大
概就在那個時候，我聽說那位新老師離開這個地區了，也就沒
有辦法聯絡上她。」

　　你對代課有沒有一套辦法？有沒有和代課老師溝通學員需
求的協議書？想想看，把班級交給另外一位老師（無論是一堂
課還是永久交班），怎麼做最好？

　　　　　　　　　　　　瑜伽經　第二篇第36節
　　　　　　　　　　　　能與人圓融溝通者，諸事順遂。

如何跟學員溝通

　　瑜伽老師跟學員溝通的方式有許多種。

有的老師可能偏向只用口語指導，有的可能用碰觸身體和調整身體為主要的教學方法。大多數的瑜伽指導老師綜合示範（包括親身示範和請學員示範）、口語指導和調整身體三種方式。所有這些溝通方式都需要對學員的經驗有靈敏的感知能力。

　　首先我要極簡短地解釋一下「權威」這兩個字。老師之所以為老師，是因為相較於學員，他對某一門學問有比較深而廣的涉獵。然而，學海無涯，老師總有不足之處，別人的看法也確實有其根據。學員可以、也確實能貢獻他們的知識給老師及其他學員。學問上的權威不應該和權威專斷的態度混為一談。如果老師變得僵化、頑固，認為只有自己懂，這種老師幾乎總是瞧不起學員的看法和發現，別人有所質疑或看法不同時，他還會惱怒。學員跟著真正有本領的老師學習，會生出信心；這種老師從來不需要要求尊重，因為他已經透過自己的教學品質得到了尊重。當老師擺出權威的姿態，把精力花在表面功夫，很容易遮蔽教學互動之中更重要的訊息。權威感是從真誠和優秀的教學當中滋生出來的，從來不需要擺架子，因為學員已經獻上了尊重。老師的權威，透過他所有的溝通形式傳送出去，不論是示範、言語，還是碰觸。

瑜伽經　第二篇第47節
當所有的努力都放輕鬆了，心也融入了無限，這
時就掌握了體位法。

調整身體和碰觸

　　根據瑜伽的派別、種類或方法，還有老師個人及專業的偏
好，碰觸可能是教學方法裡不可或缺的一部分。正確使用時
——也就是以靈敏、尊重之心行使——碰觸會是寶貴的教學工
具，對那些主要依靠運動感覺來學習的人尤其有效。這些年來
我的態度有所轉變：最初，我從來不詢問學員即動手碰觸；後
來，我只在碰觸隱密部位時徵詢同意；最近，我練習在碰觸之
前總是先徵求同意。我早年不樂意事先詢問，是覺得會妨礙課
程的流暢感。然而，在我說出「我可以碰觸你嗎？」或「我可
以用碰觸的方法建議你有不同的做法嗎？」這些問句之後，經
常接著說出「你有興趣試試不同的方式嗎？」讓我非常驚訝的
是，結果有許多意想不到的好處：

● 「詢問」這個動作創造出片刻的「停頓」，讓老師和學員都
　可以考慮自己是否希望去碰觸或被碰觸，以及是否願意嘗試
　新東西。

- 讓老師和學員都重新提起精神來覺察自己。學員因為有所準備，可以清楚或感受老師所教的，而不是驚慌的倉促接受。對老師來說，這個「停頓」可以讓她出手更靈敏、更謹慎細膩，而不是做個慣性的或沒經過思考的調整動作。

- 讓眾人明白，教室裡的學員不是老師想碰觸就可以碰觸的。

- 學員認知到她有責任維護各種界限，來讓自己覺得安全及受尊重。在「詢問」這個範例裡，老師和學員共同建立了溝通的模式。

- 學員若不想被碰觸（無論原因為何），這種反應是受到接納的。

　　如果學員已經表示不要碰觸她了，老師絕對不該再碰觸她。當老師正在幫姿勢中的學員增進她的動作深度，學員若要求老師不要碰觸她，老師必須立即停手，這點特別重要。有些學員在學習瑜伽時受到嚴重的傷害，如果老師能以平等的方式和學員溝通，而不是用權威專斷的方式，大多數的傷害都是可以避免的。當老師停止以「手」聆聽，用猜測的方式而非謹慎細膩的手法，那麼，碰觸很難有效果，而且可能是極大的傷害。當老師調整的手法太過、太痛或不恰當，如果學員明白自己有權（也有某種程度的責任）跟老師說「不」，那麼，也可

能避免掉許多傷害。

還有，無論多麼難以啟齒，學員如果受傷，一定要跟老師反應，這點很重要。不過，如果老師平日即不納雅言、不受批評，學員就不太可能跟老師說實話，這對老師和學員的影響都很大。老師不容易從錯誤中得到教訓；學員覺得不能直接和老師溝通，很可能會私下把事情告訴其他人而破壞了老師的名聲。當然，這不是老師開放心胸接受批評的首要理由。如果學員不敢給老師意見，那麼，老師不可能會有反省過失、彌補過失、以過為師、不二過等等反應。「以過為師」的做法相當能擴大老師專業上的學問和知識，讓未來的教學能夠更健全。

一般說來，學員在教室裡受了傷，會原諒老師，願意跟著老師把傷調好。小傷通常不是老師造成的，而是舊毛病引起的，或是學員第一次做某個動作而造成的，例如腿往上踢要進入手立的姿勢卻摔了下來。學員和老師可以共同討論受傷的可能原因，這樣學員才會明白，決定做帶有危險成分的動作時，自己也有責任。

瑜伽經　第二篇第36節
當知覺是確實穩定的，能覺知事物的真實本質，
這時便照見行動和反應、種子和果實、因和果
都是彼此關連的；靈敏的觀照力能立即洞察這個
因果關係。（也就是，人的言語會產生結果。）

言語的力量

在與別人互動時，和碰觸同樣有分量的，是我們所選擇使用的言語和態度。說話聲音的大小和語調，能大大改變一句話的意義。最重要的是，我們應該牢牢記住：一句話從學員認為重要的人的口裡說出來，在她心裡會放大到令人驚愕的程度。

我在最近一次瑜伽師資訓練課程裡，深深體會到學員對老師講的話反應是那麼強烈！訓練課程當中有一部分是學員分成小組輪流示範教學，每一個小組都有老師負責講評。我注意到，當學員一發現我在觀察他示範教學時，他就僵在那兒結結巴巴講不下去了。甚至我對甲的稱讚可能會打擊到乙，如果乙覺得我給她的稱讚不如甲那麼多的話。在這最脆弱的時刻，我明白，幾乎任何評語由我口中說出來，都會在學員的心裡放大一百倍。因此我決定前幾堂不出席，讓助教在場就好。我請助教坐在那兒不要講評，讓所有的學員來回應示範者，除非學員

漏失了什麼重點，否則助教不要多說什麼。沒錯，由同儕說出來的建言、評語，學員接受了，而且沒有什麼受辱或受挫的感覺。這個經驗讓我更加提高警覺，明白到即使一句頂好的評語，若是說的場合、時機不對，就可能帶給學員受挫的感覺。那麼，我們可以想想，語調裡有一點點挖苦或嚴厲的味道，對脆弱的學員來說，是何等的打擊。

可是我們一定得說話啊！我們的言語反映出健康的自我內在關係，我們希望與他人也能這樣相對待。如果老師教學時又叫又喊，或者所用的字眼反映出懲罰、嚴苛的自我對待方式，那麼他正在給學員塑造兇暴的內在對話模式。許多年前我參加了瑜伽大會的一堂課，那個老師的說話方式似乎比較適合軍校。她粗暴地叫我們把肌肉「砍」到骨頭裡，把自己「推」到極限，最後還要我們把自己「撞」到牆上做手倒立。這種教法真是把我給「撞」得頭昏腦脹，我悄悄捲起瑜伽墊，用劇烈頭疼的理由離開了教室。我上過成千上百堂的瑜伽課，這是我頭一回這麼做。我和自己健康和諧地相處太多年了，壓根兒沒有辦法「撞」自己！

言語本身有它的限制，說話的方式會不知不覺把人和行為分隔開來，增加自己與身體的分離感，而不是降低。注意下面兩種說法之間微妙的不同：

「把你的肌肉伸展到極限」或是「請你的肌肉打開來」。

「推手臂把脊椎多扭轉一些」或是「保持手臂穩定，當吐氣脊椎準備轉動時，先感覺一下」。

「吸氣吸四次」或是「讓呼吸進來四次」。

注意，前一句是：有人對某人做了什麼，因而在心與身之間建立了分離。後一句則是：動作發自於內，人和動作是一體的。同時注意，所有的後一句都是要求學員去做內在探索，而不僅僅是服從指令。

透過小心使用語言，我們能邀請學員通向她自身的覺知、感受，作為理解的內在參照點（internal reference point），鼓勵她獨立。老師有心促進這種獨立，也是瑜伽精神的一部分。

最後，許多老師顯然都少了一句「對不起」。當我們做錯，說話不耐煩或太嚴厲，老師開口道歉，而學員接受老師的道歉，這個當下很能感動人。老師道歉，是尊重學員的行為。道歉不僅僅是表達歉意，同時表示：我們希望學員怎麼樣，自己就得遵守同樣的行為準則。承認錯誤，是瑜伽老師誠實表達自己瑜伽修練程度的方式，也是防止不必要傷害及避免將來發生怨憤的方式。這幾個字很簡單，然而要夠謙卑才說得出來；這幾個字說出來有神奇的力量，老師和學員都能得到療癒。

瑜伽經　第二篇第30節

持戒包括：

1. 顧念眾生，尤其是無知者、困苦者，或不如己者。
2. 言行舉止皆需合宜。
3. 節制，也就是抗拒非份之欲的能力。
4. 一切行事不離中庸之道。
5. 不貪婪，也就是只接受合宜之物的能力。

禮儀規範

　　個人能影響世界，是眾人皆知的道理。所以只要一個學員，就能把整個班級的學習氣氛破壞掉。不管是在瑜伽營、工作坊或一般的瑜伽課，我們都有過這類經驗：某個學員霸佔住老師的注意力，不停地發問，通常是亂問一通，或是想到什麼就說什麼，搞了半天根本沒問題，只是模糊的個人感想，結果浪費了全班的時間。有些學員則動不動就把老師教的東西扯到自己身上，通常他的問題跟老師正在教的內容及全班的需要、興趣毫不相干。這種時候，老師顯然需要負起領導局勢的責任。

　　確保班上大多數的人得到教導是老師的責任。當一個人或幾個人明顯干擾到其他人學習時，老師需要扭轉局面。會有這種局面出現，通常是老師在一開始沒有建立明確的行為規範。在瑜伽課、瑜伽營或是密集班的一開始就確立行為規範的好處

是：老師是跟全班宣布，不是在問題發生之後面對某個人，而陷入尷尬的處境。

我在所有的課開始之前，都要求學員同意下面幾個約定。基於對他們的尊重，我解釋何以要這麼做，同時每說完一項建議，我都要確定是不是每一個人都明白了這項約定，並且樂意遵守。我發現花一點時間建立基本規則，會完全改變教學環境的品質。往後，如果有人忘了遵守，我會說，「記得我們的約定嗎？」然後重複一遍那條約定，例如「我說話的時候請學員不要說話」。我也會再一次解釋這項約定的理由：「重複解說消耗我，也消耗每一個人的精神、時間，而妨礙大家做更有意義的學習。」下面的一些建議可以幫助你改變教學環境。

準時

要求學員準時，最好提早五到十分鐘到達教室做準備，以便準時上課。在我自己的課堂上，我表明要遲到的學員不要馬上進教室，先在門外等候，等開場的梵唱結束之後再進來。遲到者進來後，我要求他們在教室後面找位置，不要讓其他人移動位置而受到干擾。我還明確表示，即使是初級班的課，如果遲到超過十分鐘，就不能進教室了。這樣做不僅是為了安全，也是我尊重其他學員的表現。我也明確表示，我的重要講解都

在一堂課的最前面，漏掉了這一部分就是漏掉了整堂課的重點。不用說，老師要樹立這種規定，自己必然得冷靜從容地準時上課。

尊重、善待自己內在的感覺

在我和學員的約定當中，最重要的一項要求是：傾聽自己內在的感覺；更重要的是，誠實面對這些感覺。在瑜伽課裡，我在意的是每一個學員有責任傾聽自己身體、心理和情緒的需求。「尊重、善待自己的感覺」在體位法的練習裡轉換成許多情況，包括：調整姿勢是為了配合目前的受傷或健康狀態；伸展到了界限就離開姿勢，知道再多停留會造成緊繃；決定某個練習不適合自己目前的程度，而要求做其他替代的練習。我明確告訴學員，我同意他們以善待自己、尊重個人需求的方式來調整練習。我發現學員清楚得到這個同意非常重要，因為根據我的經驗，大多數的學員不明白他們在練習瑜伽時，有權利和責任照顧自己。通常在工作坊、瑜伽營一開始，當學員容許自己尊重、善待自身的看法和感受時，我能明顯感覺到大家如釋重負，恐懼頓除，有些人第一次有這種經驗。

發問的禮節

要求學員提問之前先在腦子裡弄清楚自己的問題，並且打好腹稿。我也要求那些問題特多的學員先釐清自己是真的有問題要問，還是只是想把自己早就知道的東西說出來。這類學員經常還有其他的毛病，堅持他們把問題留在肚子裡可以讓他們學習醞釀、增進自身的內在探索能力。我還要求學員思考他們的問題和當場所教的東西有沒有關連。老師回答一些和上課內容無關的問題，弄到最後要教的東西沒教到。也可以要求學員想清楚他的問題是不是太個人，既跟上課的內容無關，也跟班上大部分的人無關。若是如此，我請他們下課後再問。

老師還可以要求學員坐起來發問。如果學員累了，或不舒服，是可以躺著討論問題，不過，如果要發問，我仍然希望他們盡量坐起來發問。有時候我也很累或不舒服，然而，學員一定希望我整堂課維持老師的樣子。我告訴學員（尤其是正在接受師資訓練的學員），「你期望我怎麼做，自己就先這麼做。自己要遵守相同的標準。」為了說明它的重要，我懶散地把身子往後倒，用手肘撐著地板，兩腿弓著，然後問大家，看到老師躺著上課有何感想？如果我回答問題時，喝著咖啡或嚼著麵包，你們有何觀感？在這種幽默的方式之下，學員明白他們很

難認真看待這個老師，或者可能認為老師不尊重他們。我也要求他們，即使躺著，也要注意自己專注的程度。學員希望老師坐起來全心關注他們，那麼，同樣的，學員也得禮尚往來，用這種方式來得到老師的認真對待，也是對老師表示尊重。

安靜專心

老師可以要求學員進入教室即保持安靜，這是尊重那些想變換心情以展開練習的學員。進入教室保持安靜，也是把日常生活當中時時往外攀緣的心轉而向內的好方法，這種內省的心正是練瑜伽需要的。此外，我要求做完小組練習的學員保持安靜，讓其他學員能不受干擾地做完練習。我也要求密集班的學員離開教室去上廁所時保持安靜，以維持自身的專注力。有些去廁所的學員在回教室的途中聊天，全班經常聽到他們說的話，說的可都是些不想讓人知道的祕密呢。要求學員維持專注力也是與人溝通交流的方式，就是說，他們也有責任維護整個班級的專注力，這不僅是老師的責任。

離開教室

如果學員因為個人理由需要離開教室，必須事先告訴老師。有時學員可能因為頭痛，或情緒太激動而覺得無法再待在

團體裡。讓老師知情，一方面老師可以處理善後，一方面可以紓解班上同學的擔憂。在瑜伽營裡，學員的連結是緊密的，某個學員在上課時間離開所引起的不安是相當大的。還有，如果學員覺得不舒服，可以要求援助。最近在瑜伽營就有這樣的例子：有個學員覺得噁心想吐，事後發現她是輕微的中暑。有助教照顧她，並且找醫院的護士來幫忙，是必要的措施。

自從給密集班、瑜伽營和師資訓練課的學員訂立清楚的禮儀與行為規範之後，我看到教室的學習環境有明顯的進步。初期，有些學員知道這些約定後大吃一驚，多半因為他們在過去上課的地方自由放任慣了。通常不出幾天，每個人都發現學習的環境好太多了。當我不得不糾正少數幾個人的行為時，我很驚訝，常常好多學員下課跑來謝謝我做的處置，因為他們也快受不了了！

我回想首次在師資訓練課上說出禮儀規範時，自己相當尷尬。之前從來沒有這麼做過，我很緊張學員的反應，顯然許多人看起來有點不高興。就在第二天，有位女性來上課，她昨天晚上遲到，沒有聽到我講禮儀的那一段話。她在第一堂課就大剌剌地違反了我們昨晚做出的每一項約定，我注意到大家的眼睛睜得老大，並且有所領悟的樣子——原來沒有明確的約定會是這個樣子！他們瞭解到，原來一個人可以如此影響全班的

學習環境。大夥兒有一點興奮，到了一堂課的結尾，他們完全明白這些約定對每一個人是多麼重要，幾個學員商量把規範傳給那個新學員。經過幾次難為情的第一次，我撇開了為難的心態，希望你也會這樣。

即使訂立了清楚的禮儀規範，來製造安全而神聖的環境，以增強學習，總還是有人會違反規定。這時你要立即針對重點跟全班重複那項約定，以期違規的人會理解自己的行為，並且依規定修正。然後，我會等待，觀察違規的人在這一堂課，或是這一天（密集班）有沒有改正。如果沒有，我會請助教在上課之前或下課之後去跟那位學員講。我發現請助教去講的好處是，學員比較不那麼尷尬。但是老師也不是每堂課都有助教，這時候，老師需要下課後私下告訴學員，才不會讓她有當眾難堪或受辱的感覺。有些情況需要當著全班的面說——有人一而再、再而三不守規定時——不過那通常是我最後的對策。老師的心態很重要，心裡清楚這樣做不是要當眾給她難堪，而是為了確保每個人有最好的學習環境。建立並維持明確的界限對學員也極為重要。

有過這麼一個例子：某人參加長期訓練課經常遲到妨礙全班。全班五十個人早就坐下來依照老師的指導準備開始打坐了，這個人才姍姍走進教室，背包拉鍊拉開拉上，紙本沙沙作

響……終於有一天，我發現自己非常惱火，心想其他人可能也要抓狂了吧。第二天，這個學員依舊遲到，姍姍走進教室，開始他嘎嘎沙沙的噪音儀式，這時助教告訴他，「你遲到太久了，請離開。」並且進一步說，「如果想要上課，必須準時。」後來這個學員花了好幾個鐘頭辯解他遲到的理由，助教聽他哇拉哇拉地說，但堅持立場不為所動，只是一再說，「如果想要上課，必須準時。」畢竟，助教挑明了說，他就住在會場！經過這一次，他再也不遲到了，心態有了一百八十度的改變，只能用「變了一個人似的」來形容。共同執教的老師和助教都說他的改變真大！

這個學員剛來的時候，我注意到自己心裡對他起了反感，甚至他臉上的表情都讓我覺得討厭。接下來幾天，我觀察到他在許多地方都違規逾矩沒有分寸：不恰當的評論，與人互動不得體，想要得到別人的關注，結果是與人失和。直到我們強制他遵守規則，他這才似乎明白（或許是他生平第一次），他可以用尊重別人而不是冒犯別人的方式獲得友誼。我對他的反感漸漸解除；我也注意到，原先覺得他是個討厭的傢伙而避開他的學員，現在對他比較開放、友善了。這個人剛開始對我們的要求感到怒不可遏，一連幾天都非常生氣，臉上沒有一絲笑容。我必須信任我們大家所做的（我、共同執教老師、助教，

以及班上所有遵守約定的學員）是對的；我不會因為他生氣發怒就讓步。作為老師，只要你挑戰學員長久以來的習慣，你就要對這類反應有所準備，而且要有解決之道，不能對那些學員讓步。當你下了決定又讓步，這樣造成糾紛混亂，只會強化舊有的行為。

要是某個學員在教室裡老是逾越一般正常的規範，我敢說她在生活的其他領域也是這般。我們糾正她在瑜伽教室裡的行為，給她機會改變那個行為，這種改變不僅在教室裡，而是遍及她整個生活的各個層面，這對她有長遠而良好的影響。

當然，指出這種行為很為難，不過你可以練習從個人的觀點當中抽離出來（無論那件事多讓你惱火），轉而用比較寬廣、長遠的角度看事情。這能讓你說出一些不中聽的話，但不是出於想要懲罰的心態，而是清楚知道自己想要提供比較自在的、不同的行為方式給這位朋友。

你怎麼辦？
　　設定「安全規範」

瑜伽教室的實習老師跟我說，有位學員不接受她的指導，那位學員有慢性背痛，卻不肯修改拜日式的做法（實習老師請她用單腳往後踩的方式進入起跑式，而不是用比較困難的跳

躍方式）。我聽了之後問，「你一再要求她調整做法，她不聽，那你怎麼辦？」實習老師答，「我就算了，我想那是她的事。」幾個星期之後，實習老師收到當地運動醫療診所寄來的報告。原來那位學員去治療背痛，跟醫師說她是在某某瑜伽教室練瑜伽受傷的。

通常老師不當眾讓學員難堪，可是如果事情關乎到安全，就要立即提出來。這種學員是中心的負擔，如果他們事後轉到別的教室我不會放在心上。我跟這位新手老師討論了一番，提出如下建議：

- 禮貌地重複要求學員，可以這麼說：「你在家裡愛怎麼練就怎麼練；你在我這兒，為了安全起見，我要求你按照我的指導練習。」
- 如果學員完全藐視你的要求，老師無計可施之餘，最後只好說：「請你停止正在做的。我給你兩個選擇：遵照指導去做，否則離開教室。」

你有明確的協議書做為依據，來處理不遵守安全指導的學員嗎？如果你是瑜伽教室的負責人，你跟老師在這方面有明確的協議嗎？（所謂「安全指導」，是指要求學員用磚、椅子

或其他輔具來調整姿勢，或者老師認為某個姿勢不安全而不做
等等。）

用一些創意來溝通你的規範

　　我沒想到會在這個地方看見「瑜伽教室禮儀」，就在我
的前方，當我坐在馬桶上時——一張措辭親切的建議表貼在牆
上，讓人無法錯過。我在一天的課程當中匆匆上了幾次廁所，
如廁之際看完了整張表，清楚瞭解了這間教室對學員的期待。
後來我的同事達非（西雅圖「瑜伽樹」教室的負責人，就是他
邀請我來教學的）告訴我，所有的新學員在第一堂課之前都會
拿到這一張表。如果你是瑜伽教室的負責人，或者即使是獨立
的鐘點老師，都可以考慮制定自己的建議表，發給報名的學
員，或者在第一堂課時發給學員，或者張貼在教室四周。達非
的建議表並非完備無缺，卻是很棒的範例，告訴我們如何把瑜
伽的戒律用行得通的方式具體活出來。以下就是他的建議表。

歡迎來到瑜伽樹

　　歡迎你加入，謝謝。以下幾件事你應當知道，以提升你學
習與練習瑜伽的品質。
　　請大家：

- 把鞋子脫在門口，我們光腳練習。

- 絕對不要把手機帶進教室，請放在車內。

- 空腹來上課（除非有特殊狀況不適合空腹）。

- 不要把水瓶放在地板上（我們極小心照顧地板，水滴在地板上會傷地板）；水瓶放在一邊，需要時啜一口。

- 提早到教室。經常遲到非常干擾大家上課，也是不尊重他人的行為。如果你遲了幾分鐘，喘一口氣，靜靜坐在門外，直到教室的人睜開眼睛開始動作或講話才進來，進來後盡量輕聲緩慢打開瑜伽墊。

- 帶自己的瑜伽墊，這樣比較衛生。我們也有租用的墊子，一次一美元。

- 穿著舒適的運動衣。

- 有不清楚的地方盡量發問，你可以在上課或下課時適時發問。

- 勿抹香水、古龍水或味道濃郁的精油。

- 如果你有健康問題（疾病、受傷或在治療中），請在上課前告訴你的指導老師。有些姿勢不是每個人都適合做。

- 放掉比較、競爭的心態。瑜伽是非競爭的。瑜伽不單單是體操練習，不單單是放鬆的技術，不單單是增強體力的多元運動訓練；瑜伽是精神的鍛鍊，從而使身體更強壯、更有彈性，使整體更健康。瑜伽的目的是安定心、打開心胸、激勵

提升我們的精神。

● 接受自己目前的狀態就是對自己仁慈、友愛。在老師指示離開姿勢之前是可以離開姿勢的。瑜伽不是要你硬撐到底，也不強調吃苦就是吃補；恰恰相反，當你仁慈、接納、愛自己時，身體會優美的反映出來。有時候放鬆休息，以你目前的能力來做練習。

● 練習瑜伽不需要具備任何經驗或身體柔軟度，每個人都可以練習。

● 完整上完一堂課。如果你需要提早離開，請事先告知老師，並且在最後的放鬆練習之前離開。

● 最後一點，大多數的老師在結束時都會合掌說「Namaste」，它的意思是：

我尊崇你的內在之所，全宇宙存在其中。

我尊崇你的內在之所，愛、真理、光明、和平存在其中。

當你處於你的內在之所，我處於我的內在之所的時候，我們是合而為一的。

Namaste!

瑜伽經　第四篇第15節
兩樣相似的東西看起來不同，全出自觀看者的心
態不同。

界限

　　我們在書的第一部討論到師生關係的界限，這一章我們
來看看健全的界限怎麼讓師生之間在其他方面清清楚楚、沒有
糾葛。

　　身為老師，我們透過自身的行為建立健全的界限。因此身
為老師的你需要非常清楚什麼是你同意給的，什麼是你不能或
不願意給的。再也沒有比準時上下課更能明確表明你的想法
了。學員（有時是許多學員）下課後圍著老師拖拉一個鐘頭之
久是常有的事。我在帶比較長的密集班或師資訓練課程時，會
跟學員說明上課前不希望受到打擾，這樣我才能專心備課。我
也明白表示，老師和學員一樣，需要喝水、用餐，所以下課後
即使只有幾個問題，也會妨礙老師補給、休息。我進一步解
釋，我衷心希望自己盡可能在課堂上是有所準備、專注用心、
豐富有料的，如果休息時間受到干擾，自己上課就沒辦法這麼
有品質了。有意思的是，當我這樣要求，且保持這種狀態時，
就感覺能量源源不絕、豐富飽滿，教學時自然專注有神。當我

無法維持這種狀態時，就開始覺得不愉快，甚至對學員的要求感到不悅。

你可以要求學員在提出問題之前，先詢問你能不能解答他的問題（尤其是上課前或下課後）。這樣讓你有機會決定自己是不是有精神或意願解答他的問題，或者這樣的問題需要特別約時間來談，或者這樣的問題只有在私人課裡才說得清楚。要求學員提問之前先詢問你能不能回答問題的做法，可以讓學員意識到他們用了你額外的時間和精力。這時你也會因為明瞭自己的體力、情緒、精神有限，而對自己慈悲一點。你也可以衡量一下情勢：在短時間的工作坊，你可能覺得比較能延長課後的教學；在長時間的密集班，可能就沒辦法了。

在長時間的瑜伽營和密集班裡有一種方法很好用，就是請學員把課堂上沒有回答到的要緊問題寫下來投到盒子裡，我會每天檢視那些紙條，並且試著跟每一位寫條子的學員聯絡。通常我會在下一堂課回答，如果是這種情形，我會問那位學員願不願意在課堂上示範（因為是講解他的問題，所以這位學員等於上了一堂迷你的私人課）。有時候，我會請助教去跟學員講解，或者我會盡量在班上回答這個問題。寫下問題的做法不僅讓學員清楚自己的問題，也讓老師有一點時間來思考這些問題，以及怎麼樣回答才最好。

我聽過有學員提早一個鐘頭到教室，問老師一堆問題，等於上了一堂私人課。我有些學員經常遲到，下課後就用問題纏住我。如果老師並不願意付出這段時間，那麼學員等於是拿了某樣不是免費的東西。「不偷竊」這條戒律不單單指嚴重明顯的偷竊（例如在商店裡偷東西），只要是拿了不是免費的或名目不清的東西，就是犯了這條戒律。我們打電話時說的第一句話「你現在有時間說話嗎？」就是在確定對方是不是能、是不是願意花時間和精神跟我講話。老師建立與維持良好界限的能力很重要，這不僅關乎老師自己的福祉，也能幫助學員建立自身良好的界限。

　　跟親近的同事討論之餘，我得知沒有能力建立、維持（必要時還得加以捍衛）明確的界限，是導致疲乏、疾病、職業倦怠的主要原因。老師面對自己身體、情緒、精神上的有限時，常常覺得內疚。許多老師發現很難接受自己精力有限，無法源源不絕給予這種事。老師也可能不自覺地認為「有靈性」就是無窮的給予、奉獻。當老師不能接受自身的有限，就不自覺地製造了一個漏洞，學員也會不自覺地去鑽這個漏洞。許多接受師資訓練的學員都跟我說，看到我樹立明確的界限，讓她們也勇於伸張自己的界限。這是推己及人的慈悲心。

你怎麼辦？
學員要求連連怎麼辦？

　　丹妮絲非常脆弱，似乎不停的需要關注。她好像也害怕在課堂上錯失了什麼，並且需要一再跟她保證她沒問題。從她下課後拖住我提出一堆沒完沒了的問題，可以看出她要求連連。就在某一堂課之後，老實說，她在課堂上得到的關注比任何學員都多，可是下了課她還是緊緊坐在我旁邊問我一堆問題。課堂之外，我看著丹妮絲，注意到自己也像其他學員一樣不想睬她。我請她是否可以離我遠一點，並且告訴她，不停的索求讓我害怕。我說，不管我給多少似乎都不夠，而她提出來要我回答的問題只有她自己能回答。我明白自己的恐懼起於無力回應她的需求。我問她未來幾天是否願意把問題放在心裡揣磨，信任自己的探索、思考能力。我還告訴她，我希望自己對她保持開放的胸襟，讓她發展獨立的精神和自信，她若持續這種慣性行為就不可能得到這種結果。雖然這些話很不中聽，丹妮絲卻實實在在接受了。接下來的日子裡，她的表現讓人刮目相看。我覺得自己又能以開放的態度面對她，防禦的心態也降低了（先前為了守住被攻破的界限），可以把精神放在教學上來幫助她。

你怎麼辦？
敞開界限

這是同事提供的案例。

「我在家裡教瑜伽，我喜歡在上課之前練習一下體位法，在學員到達之前靜坐一會兒。有位學員得了癌症，病得很重，她注意到我上課之前會靜坐。她跟我說，她發現我家非常靜謐，單單待在我家就覺得身體舒服了些。有天，她問我可不可以上課之前來跟我一起靜坐。這位學員完全沒有說話、發問或打擾我練習，她發現一起靜坐十五分鐘對她特別有益，所以我同意她提早來。

「我喜歡課後大家聚聚，聯絡一下感情，所以九點下課後我給這個小班級準備了熱茶和點心。大家非常享受這段時間，分別大方地帶點心來分享，可是聚會到後來拖到十點半。我想我得用點技巧跟學員溝通——點心時間必須在九點半結束。」

這位老師的故事是個範例，她在做道德的決定時，運用了「內在尺度」。她覺得把時間多分一點給患了癌症的學員是對的，但也明白學員耽擱太久會干擾到自己休息的需要。正如考量所有的道德問題時，「內在尺度」讓我們在看事情、做決定時有個彈性。

準時上下課

少數瑜伽老師習慣上課遲到，然而下課時間到了遲遲不下課，也是失禮的行為。準時下課始終不是我的強項，有時候我為自己辯護：超時授課是慷慨的表現，老師免費多上一點，誰不感謝呢？不過，我最近當學員去參加不同類型的課，親身體驗到老師不準時下課多麼讓人惱火，有時也讓人疲憊不堪。學員陷入為難的處境：自行下課覺得對老師不敬，勉強留下來上課又有些力不從心，或是耽誤了其他的事。學員看到時間到了，無心繼續用心聽講，在這種情形之下，學員覺得被綁在那兒不能隨意行事。有次某堂晚上的課，竟然上到十點半，超過下課時間九十分鐘！我只能說，這位主講人把她所有的東西都灌注到我們這批無法動彈的聽眾身上，那些話私下跟人說沒人受得了。她滔滔不絕說了兩個半鐘頭！

如果你有遲下課的習慣，可能需要仔細注意上課的速度，以及改變上課的結構，或是把教材減少一點。如果你知道自己會超過時間下課，至少要詢問學員是否同意，以示尊重。

瑜伽經　第二篇第37節
虔誠修練而無所求，無上珍寶自然呈現。

金錢的道德觀

　　錢是精神、能量的交換物。因此不管任何交易，買賣雙方認為價值相當，彼此都有公平、合理的感覺是很重要的。有些靈修傳統認為，道法本質上是無價之寶，要錢、收費都是不道德的。不過，會這樣說的傳統派別通常存在於有人供養的文化社會裡，信眾自會提供樸素但舒適的生活。這類老師教導靜坐或說法開示可以不收錢，因為他們有信眾慷慨的供養和支持。在西方文化裡，社會上大部分的人不明白靈性教導的價值，所以除非開口要求付費，否則老師沒有維生的途徑。即使用樂捐的方式許多西方人也搞不清楚，有人聽了兩個鐘頭的講演說法，捐的錢比他買一杯咖啡和麵包的錢還少。

　　這種混淆可能和西方人把金錢視為首要的交換物有關，而不是那麼看重勞力、食物或服務形式的精力付出，某些東西若是價格低廉或不用付費，就被視為低級或沒有價值。這種既定的觀念經常使我們只求近利，而無法想像事物長遠的結果。比方說，有人去聽一場佛法演講，事後沒有任何樂捐、布施，他大概不知道自己省了錢，老師可是付不出房租，更別說繼續學

習進修了。在互動頻繁、緊密的社群裡，大家知道藝術家和靈修老師是社群的資產、珍寶，眾人一定要支持，否則可能就會失去這些珍寶。任何有天分的專才，不管是提琴手還是詩人、運動員還是作家，只有在生活不虞匱乏之下，才能全心全意研究、練習。這就像奧林匹克賽跑選手，體力要達到顛峰又要每週工作四十個小時，那是很難的事。如果瑜伽老師另外有全職工作，不論是自己的平日練習、學習，或各種教材準備，都會力不從心，沒有辦法達到專業水準。

此外，西方人有個想法特別釐不清，認為論及金錢或財務清楚（例如定契約），或是堅持要人履行財務約定等等，就是「不靈性」。我認為這對靈性是不正確的瞭解。清楚、公正地經營生意是高難度的靈性修練，因為他會處處碰上規矩營生的戒律。當我們把生意經營得個個受惠、人人得益，那是最難的靈性測試了。「認為老師要求合理的酬勞是不靈性的」，這種責難通常發自於一種人——不肯公平、公正地做交易，然後用這種話為自己的貪婪找正當理由。

一般說來，瑜伽老師收費太低廉跟收費太昂貴一樣，在道德上都有可議之處。由於在我們的文化裡，收費太低廉可能會貶低這個服務，使得一般人心目中留下沒價值的印象。我很少看到瑜伽教室或工作坊的收費超過當地的物價標準。不過，需

要質疑的倒不是收費合不合理，而是付款時間、付款方式及必要時如何退費等問題有沒有合理的約定。

或許從生活的其他層面可以讓我們更清楚交易買賣的金錢往來方式。我們有誰會在超市跟收銀員說，「啊，忘了帶皮包，東西讓我拿走吧？」我們進到戲院能說，「我保證晚一點會付錢」這種話嗎？有哪些服務會讓我們沒有付費就先享用幾個星期？可是瑜伽老師就經常把自己放在這種處境裡，而且持續在這種困境裡掙扎。瑜伽老師容許學員做出文化裡視為稀鬆平常的投機、佔便宜的事，就是教他們看輕、貶低所接受的服務。糟糕的是，財務不明確會是老師陷入困境的原因。我認為，在我們准許人們拿取不是免費的東西時，實質上就是在鼓勵他當小偷。通常小偷沒被抓到會繼續做賊；同樣的，容許學員持續不公平的交易，對他們沒有好處。

多年前我在某個瑜伽中心授課，有個學員習慣提早來教室，經常以自己身體的毛病向我提問，結果有如上了三十分鐘的私人課。那時候自己還沒有明確的界限與約定，認為自己提供了寶貴的服務，這件事就這麼持續下去。這個學員很有錢，絕對付得起私人課的費用，可她總有理由不這麼做。從她和其他人的互動裡，我漸漸看出來她習慣佔別人的便宜，例如時間到了才取消按摩約定（或者根本不知會），這事實上是竊取他

人的時間和收入的行為。允許這種行為繼續下去，只是助長她竊取的本領。不過更重要的是，讓別人濫用自己的豪爽大方，是貶低自己的工作。

　　有時候竊取是不著痕跡的。有位學員住豪宅，從不諱言生活奢華，但是每次付費時似乎總有怨言。她會嘟囔，「我什麼都沒學到，卻整天付錢！」，或者說「喔，天啊，又要付錢了！」她這種損人的話語讓我覺得沒有尊嚴。這種情況持續了好幾個月，一直到最後，就在她不知輕重的批評之後，我請她把支票收起來。她有些驚訝，我說，「我想這個課不合你的需求，因為從你的評語聽來，這課似乎對你沒有價值。」她一副不明所以的樣子，我繼續說，「我不知道你自己有沒有察覺到，你每次付費的時候都有一番批評，那些話傷到我的尊嚴和價值。如果你真的覺得這些課不值得你付錢，我希望你不要上了。」她大吃一驚，態度堅決地說她很珍惜這些課。以後她再也沒有這類批評了，我總算鬆了一口氣。

　　將近二十五年的教學經驗，以及聽聞同事對錢事的為難，我已經很清楚一件事，那就是，建立明確的財務規則只完成一半的工程，如果老師或負責人對這些規則悶不吭聲，或是表現出一絲絲模糊或不好意思的跡象，當下他就毀了先前建立的約定。老師在要求合理的報酬時，即使有那麼一絲絲不自覺的不

自在，許多學員就會抓住這個細縫，想辦法鑽漏洞規避財務約定。同事說，當他們拒絕延長學員的上課卡或拒絕退費，或者僅僅只是要求學員準時付費，學員就指責他們「不靈性」，這種指責經常讓他們深覺內疚。相反的，我注意到那些有明確財務規定並且坦然要求付費的同事絕少發生這種情形。我相信這是因為這些老師事前有所防範，使得這種事無從發生。

一般說來，那種任人來來去去、隨時插進來上課的瑜伽教室會任憑善變的群眾擺布，因此老師的收入也非常不穩定。那種先付一筆錢買上課卡，而且嚴格執行上課卡時效的瑜伽教室則經營有方。不過，這種瑜伽教室發現學員經常和他們討價還價，想盡辦法延長過期的上課卡。確定學員在買上課卡之前全然瞭解它的規則，並且把規則清楚印在卡上，明確聲明不能延期，這種做法可以防止學員投機取巧。

更安全、公平的做法是，要求預先報名和付費（不論是每期四到八堂的定期課，還是有上課條件限定的課程）。就我自己經營瑜伽中心的經驗，我發現總是有人希望報名但不要繳費，他們發誓到時候一定會來上課，所以我們擋掉了其他報名的人，結果許多人沒來。這表示我們損失了很多需要的收入，而那些不守信用的人也剝奪了其他人上課的機會。這種事經常發生（一般課、瑜伽營、師資訓練課都有這種情形），最後中

心的老師訂出政策，所有報名的學員必須繳清全額費用才算真正報名完成。要學員先付費，不僅是聲明你即將提供的服務是寶貴的，也讓學員明白他們即將接受的服務是寶貴的。

這個政策用在比較長的工作坊和訓練課也非常管用，學員在講定的時間內付清費用，提醒學員逾期未繳費有可能從名單上被除名。當然，也要事先明確聲明取消報名和退費的方法才公平合理。這需要白紙黑字寫清楚、講明白，事後才不會有誤解。瑜伽中心可以定一個期限，學員可以在期限之前取消報名（扣除一些手續費），過了期限取消，如果該名額無人遞補則不退費。你必須依據開課的形式決定合理的期限，你在這個期限之內有可能招收到其他人。教私人課的老師需要決定自己的政策。有些人在他的名片或廣告單上註明取消課程方法，例如「請注意，如果你在上課前二十四小時之內取消課程，你要付百分之五十的費用（或任何合理的比例）」。這通常能讓學員特別看重他們預定的上課時間。取消政策能大大降低取消的頻率。

你怎麼辦？
　　遲付費

　　這是同事提供的案例。

「這天終於來到——我要打廣告宣傳我的第一堂瑜伽課了。第一個面對的難題是定價格。作為新老師，我覺得自己不能收費太高，所以我就根據租用教室的開銷來定學費，扣掉開銷之後並沒有多的盈餘。名額很快就滿了，主要都是我的好朋友，還有人要報名，但教室的空間有限，只能把他們擋在門外。上課的前一個禮拜，我打電話給每一個人，告訴他們上課的地點及要帶的東西。沒想到許多原先講好要來的人現在不怎麼想來了。人數減少，學費不夠負擔租金。看來我的第一次教學得自己貼錢了，想到這裡我就痛苦不已。到最後，來的人數剛好打平開銷。

「第二個面對的困難是：跟所有的學員（也就是朋友）收錢。這一部分相當艱難。因為是第一次教學，我不好意思開口跟朋友收錢。有些人沒問題，爽快地付了錢；有些人我一再催收，但課程過了一半還不付。由於他們都是我的朋友，我覺得提醒他們所繳費用是用來支付場地開銷而不是我的利潤這個說明很重要。處境真是艱難啊，因為我不想傷到朋友之情，也不想最後付不出房租。我跟其中一位辛苦奮戰，每個星期提醒他繳費（有幾個星期他根本沒來上課）。他沒有上滿所有的課，而我要求他繳全額費用，這點讓我內疚不已。我必須不停地跟自己說：他報名上課卻缺課，這是他的問題，與我無關。這

樣想讓我好過一點點，但是看到朋友不尊重我的瑜伽課（或我），還是讓人沮喪。這個問題一直沒有解決，因為這個學員（朋友）始終沒有付錢。」

這位老師要如何防範於未然？何以這種難受又不愉快的收費方式讓她脫離不了學員不付費的困境？

你怎麼辦？
變更財務約定的條款

早年受邀到工作坊教學，我的班級人數通常很少，有時候報酬很低（尤其把往來的交通時間、精神算進去）。我不介意報酬不多，因為我明白自己得到了寶貴的經驗，不管報酬厚薄，我喜愛自己的工作。我在某間瑜伽中心教了兩次工作坊，第三次來的時候人數開始增加，甚至額滿。我很興奮，為自己，也為中心的負責人感到高興。

工作坊結束時，負責人邀請我和幾位她的固定學員晚餐。負責人竟然在吃飯的時候當著學員的面開始質疑我們合約裡的條款！她說客座教師的酬勞難道不應該有個限度，還提出另外一些問題，在在顯示她覺得我拿的錢超過我應得的。我馬上告訴她我不願意在這個時候討論這些事。我們明明事前就說好分帳的比例，現在她卻想改變約定；眼見改變不了，她就把我事

先沒有同意的開銷算在我的帳上（例如課程取消的損失）。

　　等我要走的時候，她很不客氣地把支票給我，一副上當受騙的樣子。我很高興自己在條款上沒有讓步，前面兩次工作坊我花了同樣的時間和精力，酬勞卻少的可憐，可是我並沒有跟她要求額外的錢。這次學員多了，她可以按照比例分到錢，卻想分更多。她指責我貪婪，其實暴露了她自己的貪婪，很明顯她想分得更多。她剛剛去歐洲度了一個豪華的假期，這是我做夢都不敢想的事，現在居然跟我要這些伎倆，真是不可思議。經過一番省思，我決定再也不去她那兒教學了，因為我不認為彼此同樣看重約定。

　　在這個例子裡，不讓步、不更改約定很重要。不過，也不是所有的情況一概如此。例如有個負責人跟我表示，因為工作坊的人數增多，行政作業的時間也相對增加，我自己辦過瑜伽營，很知道活動愈大事情愈繁雜，儘管在法律上沒有我的事，不過這時候我很樂意多付一些錢給負責人，以補償他多出來的工作。這又是運用「內在尺度」來幫助我們在特定情況之下做出正確行動的範例。

你怎麼辦？
誠實教學為事業之命脈

這是同事提供的範例。

「絕不要因為金錢而損及慈悲、仁愛與關懷。比方說，我們每個星期有三堂五美元的低價課，這些課毫無利潤，不過還是能開得成，原因如下：

● 教這些課的老師仍然有正常合理的報酬。

● 這些課讓付不出那麼多錢的人也能學瑜伽。

● 這些課名氣大得不得了，有人大老遠地跑來上課。

● 很多低價課的學員參加了瑜伽營和其他費用較高的課程，甚至完成師資訓練課程（所以低價課的作用又有點像超市裡的促銷特價品）。

● 瑜伽教室每天人來人往，所有的人都增加了我們的活力，對我們的道場有所貢獻。

「我在瑜伽墊上練習瑜伽和實際經營瑜伽教室這兩件事，總是讓我成長，更深刻而真實地明白──我們所有的人都是一體的，彼此之間真正是沒有分隔的。你用什麼心念練習，這個心念就會擴大。如果你的練習帶有自我和自私的意圖，它們會

伺機長大；如果你帶著萬物和平的心念，這個心念會漸漸擴大，使你的生命充滿和平，你四周的生命也充滿和平。做生意也是這樣。心念是一切。你會犯錯，沿路有意外、有災難，但是只要本著向上、仁愛之心，你不會一路錯下去。如果你進入瑜伽這一行想要快速致富，那你是走錯行了。我在這一行工作多年，沒見過誰賺大錢。事實上我認識的瑜伽老師和負責人大多數財務仍然不寬裕，常常不知道下個月的房租在哪裡。我們的情況也差不多。不過，我確實認識許多心滿意足、優雅和善的瑜伽人，他們沒法想像自己去做其他事。能以自己的愛好維生，是真正的福氣。每一次我在早上打開房門，或起床去教瑜伽，我總是提醒自己：每一位來到瑜伽教室的學員都是聖潔的人，他們的光臨是榮耀殊勝之事。」

這位老師真是個激勵人心的朋友、老師和老闆。在我們聊天的當中，她表達了自己的信念──經營瑜伽生意的關鍵應當是提供誠實的教學。她的經驗是：當我們以教學為最先考量，生意自然會興隆。你在經營瑜伽事業時，注意，是哪些因素進入你的腦子影響你做決定。你有什麼方法讓更多人受惠於自己的瑜伽教學？

退費

　　如果學員很晚才取消報名，使得別人沒辦法遞補他的位子，在這種情況之下他損失金錢是合理的。如果學員因為不可抗拒的力量，比方生病、意外或家有喪事而取消報名，那麼經營者表示善意給予退費，是很重要的。考量學員的退費要求，要視特殊情況和處境來決定，以顧及雙方的公平。

你怎麼辦？
　　退費政策

　　就在最近開班的師資訓練課程前夕，有位報了名的學員得知媽媽生了重病。這種事無法預測，所以我們就把學費退還給她。她非常感激，要把這筆錢轉報明年的訓練課。我們在處置她的案例時把她表現出來的態度列入考量──她說，她明白我們的退費規則，也尊重我們的規則，不管我們怎麼決定她都接受。

　　同時間，有位學員出席了第一晚的訓練課程大綱簡介之後，沒有來上過一堂課就決定取消整個課程。我們有很多候補的人，可是這麼晚才提出來，沒有人有辦法安排時間來上這麼一個長期的訓練課。此外，這個人咄咄逼人，一直要求退費。我們給他機會，請他上三天的課，如果還是覺得不適合，就退

還剩下的課程費用。可是他不採納。由於他一點機會也不給我們，我們也就不覺得有必要違反清清楚楚印在紙上的「退費規則」。我們認為仔細衡量投資損益是他個人的責任，而且他當初的申請表裡也沒有任何不宜參加的跡象。我們仔細審查所有的報名表，就是為了挑出那些日後可能會覺得課程與他們目標不符的報名者；我們非常小心謹慎，也確實婉拒了一些報名者。想到這種種，我們決定對這個人照規矩辦事。

你看，決定一件事是否合乎道德，不單單有明確的條文規定即可，還會根據每一個案例和它的情況加以考量。依規定來說，以上兩種情況我們都沒有退費的責任和義務，可是兩種情況的處置結果卻大不相同，而我們覺得兩種處置都合乎道德。

工讀和獎助金

大多數的瑜伽教室和老師都極願意實施一些補助計畫，讓經濟困難的人也能學習瑜伽。看到有人因為得到資助而接受到瑜伽的好處，讓人感到非常滿足。跟其他瑜伽負責人談話時，大家都認為要想出公平的資助獎勵辦法相當困難，因為要分辨出真正需要幫助的人也不總是那麼容易。早年我提供不用審核的獎助金，結果常常讓自己懊惱不已。有些人訴苦喊窮得到了

獎助金，卻在訓練營裡請人按摩、修指甲，每天晚上到餐廳吃飯。有一次我還得知一位受補助的學員必須提早離開訓練營，因為要趕著去義大利滑雪度假！受傷太多次之後，我學到了教訓，沒有仔細審核申請人顯然不僅對老師不公平，也妨礙中心資助真正需要幫助的學員。

在我們身處的文化及一般想法裡，認為任何有價值的東西都是要花錢的，所以提供工作來交換課程通常是比較簡單的方法。這種方法是精神、體力的交換。能夠以某種形式回報他人，這對人的尊嚴與自尊心來說非常重要。不過，在規劃工讀約定時，雙方在開始工作之前就需要把工作內容、所需時間及其他規定講清楚。確定這個學員真正有心學瑜伽，以及認真看待工讀也很重要。花了幾個星期的時間訓練某人做事，最後這個人卻決定瑜伽不是她真正想要的，再也沒有什麼比這種事更叫人懊惱了。有時候從一個人無法付學費的原因可以看出他的生活一塌糊塗，所以要特別留意這種人以工作交換學習。另外一種情況是，有人以工作交換學習，但身體太弱無法工作，我就找一些不費體力的事給他（比方說，每天打理聖壇，或整理茶水、點心桌），讓他有回報、貢獻的感覺。

獎助這件事更複雜，至少申請和審核過程就相當費心。公平、合理的審核才能資助到有需要的人。另一種審核獎助的方

式是獎勵與需求兼顧，這種方式在很多瑜伽中心都實施得很順利。中心會獎助某個學員，是要助她一臂之力深入學習，因為這個學員的認真、工作道德、正直大家早就看在眼裡。一般說來，這些人學習瑜伽的歷程都很艱辛，他們通常經濟困難，繳學費很吃力。領取獎助金的人多半是單親父母，或是因為小孩或親人生病而負債累累，或是出身貧窮沒有什麼機會進修。現在我自己（或是我辦的工作坊、密集班）的獎助辦法是這樣：必定早就認識這位學員，而且知道他有誠意。我認為這點非常重要，因為在我們把慷慨的善意草率投給不對的人時，也就無意中拒絕了值得栽培的人。

秉持道德總是要從大處著眼。在我們的文化裡，一般人多半認為上館子、買昂貴的服飾、度假、想要就要、想做就做，這些都是常態，並不是什麼奢侈的事。在這種大環境裡，做點犧牲去學點什麼，就變成是相當稀有的想法。這種人希望瑜伽中心或是老師去做犧牲，這顯然是不平衡的。在我自己受訓的那些年，我跟別人合租房子住，沒幾件衣服，很少外食，不是騎單車到教室就是搭乘大眾運輸工具（常常在深夜）。奇怪的是，我不覺得可憐，因為我所熱愛、相信的東西滋養著我的心靈和頭腦。我從來沒有要求獎助，因為我受教育向來靠自己打工。我做過許許多多的工作來交換學習，從貼郵票、糊信封到

寫信打字、排桌椅。我的背景自然塑造出我對工讀和獎助的態度與立場，不過這並不妨礙我盡量客觀地審核每一位申請人的長處。

有些時候只有這樣做才是對的——不給任何金錢補償，而是提供免費的教學。我曾經免費給老師上高級班的課，因為這些老師以無酬教學的方式為社區服務。我也私下免費教過重症患者及末期病患。這不僅是做善事，能和重症患者一起工作，經歷他的病苦直到臨終之前，這是殊勝的因緣，我從中學到的經驗跟黃金一樣寶貴。無私的奉獻服務會是終極、至高的滿足；這時候，不需要其他任何交換了。

瑜伽經　第二篇第40節
有了潔淨之心，則知何者需要時時維護，何者永遠潔淨無垢。會朽壞的，是外在的物質；不朽壞的，是在我們內心深處。

老師的穿著

身為老師，當我們走進瑜伽教室、道場或中心，我們的功能是服務學員，同時創造安全、聖潔的學習環境。我們藉著端

莊、樸素的穿著，幫助學員專注於自身內在的知覺以及教學的內容。教體位法時，學員能清楚看到老師的身體很重要，但是不需要穿著性感也能達到這個目的。衣著太暴露露出乳溝，或是太短露出內衣褲的標籤，即使一些學員不覺得尷尬，也會分心。不小心露出性器官的寬鬆短褲（尤其是男老師），太薄、太透明的料子，這些都要注意。穿一些有政治標語或圖案狂野、色彩搶眼的衣服，也會分散學員的注意力，轉而對老師及老師的流行喜好有興趣。

我想到一位特殊的老師。她上課時的打扮只能以法國娼妓的翻版來形容——絲絨緊箍項圈、閃閃發亮加上叮叮噹噹的耳環、一圈又一圈的手環、五顏六色帶有蕾絲花邊的低胸衣服。有次示範下犬式時，她透明的褲襪讓全班學員看傻了眼，不知如何是好。當中心的負責人指正她時，她激動地說，「可這就是我啊！這是我表達自己的方式啊！」當她認為自我表達重於學員的需求時，很顯然這位老師的價值觀需要重新調整。在這種情形之下，負責人決定適時加上清楚的穿著規範。

老師也需要反省自己的穿著是否有意無意傳達出想和人以及可以讓人親暱的欲望。我們的外表充分表達出我們個人的界限——希望讓人尊重、不受侵犯，還是邀請別人逾越界限。回到先前的例子，從那個瑜伽老師的穿著，可以看出更嚴重的界

限爭議。有次中心請了一位非常有名的印度大師來授課，那位瑜伽老師伸出手臂從後面環住大師，親吻大師的脖子表示「再見」，群眾看得目瞪口呆。眾目睽睽之下，這種突如其來的情感表達對任何老師，尤其是對一位極傳統又已婚的老師來說，是非常不愉快的。最後，中心的負責人覺得再也不能讓這位老師來教學了。

我們進入有明顯服裝規定的修行場所或團體時，當然應該以尊重之心遵守它的規定。這種地方通常要穿著寬鬆的棉衣（尤其不可以露出身體）。

在考慮上課的穿著時，身為老師的人不妨自問：我的穿著有助教學清楚明確，還是造成干擾分心？老師在教脊椎照護的課程時，可以選擇穿連身緊身衣，讓背部的肌肉清楚顯現出來。同一位老師教靜坐時，可能是穿長袖上衣及寬鬆的長褲。我們應當清楚，自己決定穿著謹慎、端莊，跟拘謹、造作或古板的道德意識型態無關，完全是以老師首要的責任為考量。穿著優雅、吸引人，讓全班每個人有個愉快的課堂經驗是可能的。授課的好壞絕對不在於老師的穿著打扮，而是在於老師所教授的內容。

你怎麼辦？
穿丁字褲的瑜伽老師

幾年前，我在出遠門教學的前夕嚴重扭傷了腳踝，因此在瑜伽大會上我決定有幾堂課坐下來觀察，向其他出席者學習。我坐在教室的角落，注意到上課的時間已經過了五分鐘，這時，教課的男老師進來，大搖大擺地從教室中間走到前面，當眾脫下汗濕的長褲，在一群人（五十個人以上）面前露出光溜溜的屁股，只穿著一件丁字褲，然後套上瑜伽短褲，接著開始上課。沒有學員發出異議，這倒不叫我驚訝，因為他脫褲子的霸道樣兒彷彿那是個再正常不過的開場方式。下課後，我發現男士洗手間就在會議室的隔壁，所以去洗手間換褲子其實是很方便的事。幾位也參加這堂課的同事議論紛紛，對他的開場式很厭惡。我覺得不能不跟大會負責人表達一下我的憂心。豈知負責人竟然不在意，這讓我大為驚訝，直到我跟他說好些人下課後跟我表示震驚。我敢說，如果是女老師做了這類事，當天就會受到指責，而且消息會馬上傳遍瑜伽界。

想想，如果你的高中老師、你的醫師或是律師，在你面前赤身露體、脫褲子、換衣服，你會不會覺得很奇怪，或是不舒服？你的瑜伽老師這樣做，你會不會覺得不舒服？如果不會，為什麼？如果會，請說說原因。你認為瑜伽界有性別不平等的現象嗎？如果有，有哪些現象？

學員的穿著

上瑜伽課時，能看到學員的身體是很重要的，但不是所有的學員穿緊身衣都覺得自在，尤其是體重過重的人，他們可能連來上課都覺得尷尬。此外，還有些人的服裝會受到宗教信仰或文化習俗的限定（例如摩門教徒、穆斯林）。相對於此，愈來愈多的年輕學員上課的穿著打扮，更適合單身去的夜店或小酒吧。跟團體宣布規則向來比單獨指正某人要來得容易，就如我的朋友經常掛在嘴上的，「有時候用幽默包裝不中聽的話是上策」。比方說，有些女性不樂意看到別的女學員露出內衣，那麼我們就要求她不要穿露出丁字褲的瑜伽褲，以尊重他人。

老師在要求學員脫掉外衣讓全班更清楚看見某個示範動作時，應當要十分尊重。調整學員的衣服時（例如需要觀察某節脊椎），也一定要徵求學員的同意。曾經有位老師當著全班的面，把我的長褲拉到股溝的部位講解腰椎；沒有經過我的同意就調整我的衣服或碰觸我身體隱密的部位，這種行為是不恰當的。

更常聽到的是個人衛生和特殊體味的問題。常常有學員下課後告訴我，某位學員的體味讓人受不了，可是又實在難以開口跟對方說。同事也談過類似的事。一對一指出這種事著實令

人尷尬，所以我建議在上課之初（尤其是在天氣轉熱，體味和流汗開始更嚴重的時候）就有技巧地提醒大家。可以在更衣室和廁所貼上友善的建言，請大家「上課之前清潔一下，上起課來人人愉快」，同時提供沒有香味的濕巾、紙巾，以及沒有香味的除臭劑給大家使用。當這些策略仍然沒有辦法點醒某個人時，那麼最好私下委婉跟他說。留意，有人可能是因為身體有狀況而導致口臭或體味（例如肝病或其他感染），老師要知道這或許是重要的訊息。處理這些事總不是那麼容易，不過，只要有學員造成大家學習的困擾，老師就有責任去改善狀況。

粗鄙的言語

老師需要留意，平日私下的用語在瑜伽課堂上可能會引起學員的不快。記住：幽默能創造輕鬆的上課氣氛，但黃色笑話通常不是好點子。學員也需要覺察到：瑜伽教室或道場是鍛鍊靈性的神聖場所，一般用語在平常使用一點兒也沒問題，但是在教室裡常常就不恰當。

同事聊到最近有位名師來教學，週末的密集班在星期五的傍晚開始，滿滿的學員坐在教室裡靜靜打坐。這位老師走進教室，開口說：「你們這些傢伙，真他媽的認真！這時候在美國

大家都要睡覺了。」學員對他這種無禮的開場白大為吃驚，接下來九十分鐘的教學講解，他頻頻丟出髒字粗話，學員同樣覺得困擾。正如同事所言，「當然，我自己偶爾也會講這類話，我確定教室裡的人也一樣，可是在鍛鍊靈性的時候聽到人不停口吐髒字，特別讓人不舒服。」第二天，參加的人數遽減，只剩下八個人。學員用腳投票，用這種方式清楚表達「不願意忍受」，不管這位老師多麼有名氣。

瑜伽經　第二篇第36節
秉持真誠，行動及成果即建立於真誠。

保密

保密（confidential）這個字有守住別人的信任感或祕密的意思。我們要知道，學員來跟我們學習，他們在教室或私人課裡說的話，我們必須守住不外洩。跟甲學員說乙學員的事，在一般的談話當中說出學員的名字，或是公開說出學員的身體情況、進展或個人問題，這些都會毀掉學員對我們的信任感。這方面要注意的道德範疇包括：

- 不論公開或私下場合，不可指名道姓地提到某個學員。
- 跟學員的家人、其他老師或醫師談論學員的問題或狀況時，要先徵得學員的同意。
- 不要在背後用你不會當著某學員面前用的語氣、態度或言詞跟他人談論該學員。這種做法特別能培養老師持續尊重學員的進展。

老師跟旁人論及某學員，常常是因為覺知不到這種閒談可能造成的傷害。當你覺得快要洩漏機密了，不妨住口，然後自問：如果日後學員發現你現在講的這些話和用意，你是不是依舊覺得坦然？通常老師可能缺少討論學員難題的同僚或老師。老師沒有辦法跟專業同行討論學員的問題，可能就會守不住界限，而在個人生活當中恣意談論這些事。

在我的師資訓練課程當中，共同任教老師、助教和我會在整個訓練期間的中午和傍晚固定碰面。如果某個學員讓人擔心，我們會在聚會裡討論那位學員，然後私下把他歸為特殊關懷對象，並且指派某人每天盡可能觀察他的進展。學員本人一無所知，班上也沒有人知道有人被定為特殊關懷對象。如果某位助教聽到學員說了一些個人的事，助教覺得這些資訊可能對教師群有用，會先徵求學員同意之後才轉告給其他老師。同樣

的，如果某位學員跟我說了一些個人身體上的細節，我會先詢問他可不可以說給全班聽，幫助大家一起學習。

比方說，某位學員跟我說了她的脊椎毛病，我認為自己針對她脊椎的教學對班上的人都有用，那麼首先我會問，「我把你的脊椎毛病詳細說給大家聽，你覺得自在嗎？當面示範給班上的同學看，你覺得自在嗎？」學員通常不會拒絕，但是確實有些時候學員跟我表示，他們不想在別人面前鉅細靡遺地播放自己的身體毛病。這時候，尊重那個人的想法很重要。

專業人士需要把保密當作第二天性，因為洩密不僅失德，還是違法的行為。精神科醫師或心理治療師要嚴格保守患者的醫病內容。比方說，甲、乙、丙三個人是熟朋友，其中甲是醫師，某天乙去找甲看病，日後甲和丙碰面，甲不能跟丙說乙到他的診所來看病這件事，更別說談論乙的醫病內容了。神職人員不能把信眾的告解內容講出來；雖然法律上並沒有規定瑜伽老師要保密，但瑜伽老師常常集數種專業角色於一身，身分類似其他專業人士。

最近有位同事（她也是針灸師）提醒我說，我的師資訓練班裡有個學員有困難，這個困難可能溯及過往。同事並沒有說這個學員是她的患者，只說我可能需要多注意一下。我再多問幾句，她僅說，「這必須要學員自己告訴你。」好幾個月之

後，這位學員確實來跟我討論她嗑藥的問題。顯然，這種事只能在她準備好了之後由她自己說出來。同事尊重保密約定，我很欣賞她的做法。要說出詳情很容易，尤其涉事的學員是瑜伽界相當受歡迎的老師，事情一傳出去可能馬上變成頭條八卦。同事守口如瓶的正直作風，是我們瑜伽老師效法的楷模。

當你覺得快要洩漏學員的祕密時，你可以打住，然後反省：這些話說出口等一下會不會後悔？如果那個人發現你的行為，你仍舊能夠坦然自在嗎？你還可以自問：如果老師沒經過你的同意而談論你的私事，你會有什麼感受？

瑜伽經　第一篇第8節
錯誤的知識是假的瞭解，不是根據所觀察到的事物的真實性質。

談論其他老師與派別

學員常常會問老師：某個老師好不好？某個瑜伽派別好不好？甚至問某個做法歧異的體位法該怎麼做才對？最簡單的回應方針是依循一句老話：「你要別人怎麼待你，就怎麼待人。」想想看，如果你發現別的老師當著一群學員的面詆毀你

的功夫，斷章取義、不明就裡地誹謗你的技術，或從來沒有親身接觸過就批評你的瑜伽派別，你會有什麼感受？學員問我對某個老師或其他老師推薦的某種練習方法有什麼看法時，我通常都回答，「我不能批評別的老師的做法」，或「我不瞭解他這樣做的背後原因」。我能分享給他們的是：為什麼我用這種方法，為什麼我這樣教，然後要學員自己去判斷哪種對他有用、適合他。絕對不在一群學員面前說其他老師的壞話──這是我的修行功課。

有學員問我其他瑜伽派別時，我通常建議他們：親身體驗是尋找答案最好的方式；也就是說，讓學員自己去觀察、研究。如果我對某個派別有所認識，我會講一下它的特色，並且說每一種派別都有他的優缺點，而且好派別也只有在好老師的教導下才能見其好。如果我認為某個派別此時不適合這個學員，我會毫不猶豫地私下提醒他，例如我會警告有高血壓的學員避免在高溫的教室裡做激烈的體位法。

當我確實知道某個老師有尚未解決的失德行為，或是我確實知道某個老師的教法很危險對身體有害時，我就陷入道德的兩難了。不提出警告，學員就有受傷的危險。通常這種問題是私下提出來的，我多半回答，「我不推薦那位老師。」跟我練習過一段時間的學員通常會接受這個建議，他們明白我沒有正

當的理由不會這麼說話。如果學員追根究底問下去，我可能不得不說出我確實知道這個老師有「尚未解決的失德行為」。當我確實知道許多學員在某個老師的教導下受傷或是受到輕薄，那麼我只要簡單說一句「我很擔心」，話說到這兒，接下來就由學員自己去調查、取決了。

你怎麼辦？
攀名流抬身價

露意絲決定參加一堂禪修指引，廣告上說這位客座教師是來自遠方的大師。上課時，大師頻頻批評從前的學員，凡是跟他上過私人課的名人他一一點出姓名，說某某名人打坐時有打盹的習慣，某某名人沒辦法做某個動作等等。露意絲聽到這兒，心想自己還要跟這個老師禪修嗎？她心想，自己的名字說不定會傳到別的中心，她禪修的細節說不定會傳到別的地方。她還覺得老師這樣大言不慚、自吹自擂，真是有損教學風範；口口聲聲說「需要上私人課」，其實是想賺更多錢的伎倆。基於這次經驗，她決定不再跟這個老師學習。

你怎麼辦？
在學員背後說長道短

芭芭拉參加為期一個月的瑜伽密集訓練課程，她發現老師

在其他學員面前批評她，特別是對她的練習說出難聽的話。由於老師並沒有先來跟她討論這些問題，她特別覺得受到傷害。這些事讓芭芭拉悶悶不樂，密集訓練課程彷彿變成惡夢，身體也出了狀況，這些都沒有人注意到。當她發現老師三不五時批評她「有情緒障礙」時，她覺得沒有辦法再待下去了。老師沒經過她的同意在別的學員面前談論她，造成她和班上的同學疏離，其他學員是一派，她成了圈外人。她課後跟老師私下談這件事，老師卻說，將近三個禮拜以來，她是班上唯一毫無進步的人，如果不是她的情緒這麼有問題，她可能可以做到高難度的後彎。老師如此粗暴地批評她的內在，終於讓她崩潰。她思考了一下，決定離開訓練班。

瑜伽經　第二篇第31節
這些普世的道德原則（戒律），不受出生、地域、時間或環境的限制，是瑜伽修行的大誓願。

道德規範

瑜伽傳統本來就有明確的道德規範足以涵蓋任何情境。帕坦加利在《瑜伽經》裡確實列出十項明確的戒律（瑜伽八支裡

的持戒和內修），做為正確生活的依據。

不過，這十項戒律是骨架，容易衍生出各種詮釋。或許這就反映出「內在尺度」的重要，我們時時刻刻視情況來思考一個行為是道德的還是不道德的。大多數的行業都有明確的「外在尺度」，清楚的規範讓團體、組織、公司行號或社群有一套共同的價值標準，當有成員不遵守這些標準時，就可依循明確的規則來處置。

在我寫這本書的時候，瑜伽界並沒有一致的全國或國際的道德規範。由於沒有正式的規範，逾越、甚至作奸犯科也沒辦法處置。沒有庇護組織作為申訴管道，也沒有交流中心來溝通委屈、抱怨。因此所謂的道德，完全由個人自由詮釋。在教育界、醫療界或其他行業不會被接受的事，在我們這一行卻不置可否。

然而，我們在社群裡可以用個人的力量從下做起，努力建立一套明確的道德規範。瑜伽中心的負責人可以訂定自己的規則，讓工作人員知道並瞭解這些規則，同時訂定申訴處理條約。道場及靜修中心的負責人非要老師遵守這些規範不可，以做為在此工作的先決條件。同樣的，瑜伽大會籌備單位可以訂定道德規範，在跟客座老師訂定契約時，就把遵守道德規範這部分放進契約。現在有些瑜伽中心跟客座老師簽約時，把行為

規範也放進契約，並且有委員會來處理有關道德的爭議。這是創造和維持修行場所健全的明確做法，這樣人們才能在這個神聖的場所轉化蛻變。

　　老師也要這樣做，尤其是訓練師資或有幸四處遊走教學把知識傳遞給其他瑜伽中心的老師，可以利用自身的力量，要求這些瑜伽中心不僅要有道德規範，還要遵守。幾年前，我決定透過行動把灰心的感覺轉化為力量。當時瑜伽界的惡行劣跡登在大報的頭版讓我極為氣餒，我決定告知全球各地邀請我去教學的瑜伽中心負責人——如果該中心明知某位老師有前科及尚未解決的失德行為，卻持續邀請他來教學，我就再也不到該中心教學。這樣做有三個目的：第一，清楚表明我之所以到該中心教學是依據某些價值觀的。第二，對那些受害者清楚表明：我不接受發生了不道德的行為卻「生意照做」這種事。最後，我簡化、改善了自己的合作對象，排除了那些志不同道不合的瑜伽中心。儘管同事警告我這樣麼做會招來財務危機，可是對各地的瑜伽中心開出這些條件之後，結果對我或我的工作都沒有負面影響，反而是許多過去因為我帶工作坊和高級班大賺錢的中心現在虧了。

　　說來不幸，卻真實不二：不論是用抵制的方式還是透過政治制衡的形式，「經濟效應」是改變社會最強而有力的力量，

也是遏止惡行的首要工具。當醫師或律師考量到會失去苦拚多年才得到的執業資格、不能賺錢營生這種結果，毫無疑問，這是遏止失德行為的絕招。行為失德在瑜伽界不需要承擔什麼後果；當行為失德的老師絲毫不受影響，持續受到各方邀約四處教學，在重要的瑜伽大會上發表主題演說，這給整個瑜伽界做了什麼樣的示範？無論是否認、忽視、遮掩或合理化這些惡行（有些行為在其他行業會被視為不法而吊銷執照），我們就是共犯，就是積極鼓勵他們繼續為惡。要知道，明明可以做些什麼來防止進一步的傷害卻袖手旁觀、視而不見，我們這是在造自己的業。多年來，許多婦女告訴我她們受傷的過程，她們的想法跟我一樣。她們說，當她們申訴時，瑜伽界否定、排斥她們，沒有行動，這些反應對她們的傷害就算不比加害者的惡行重，也是不相上下。

資深老師，尤其是那些學員眾多的老師，有相當大的影響力來改變情況。我常想，只要十個重量級的巡迴教學老師跟邀請單位表態，使行為失德的老師不會繼續受到包庇，而是得到應有的報應，那麼行為失德的老師的數量會大大減少。這是眾人的力量，我們必須加以利用。

下面是一套很棒，並且經過詳細思考的道德規範，是「瑜伽研究暨教育中心」（Yoga Research and Education Center）擬

定的。我鼓勵你細讀每一個重點，如果你是瑜伽中心的負責人，也鼓勵你和老師們一起討論這些規範，並且考慮採用這套規範。

瑜伽老師的道德指南——
「瑜伽研究暨教育中心」擬定

瑜伽是整體統一的生活方式，其中包含道德準則——傳統稱之為「德行」，任何有理性的人都會接受它的原則。有些準則與瑜伽八支的第一支「持戒」相吻合，根據帕坦加利的《瑜伽經》，這一部分的準則包括下列五種德行：

- 不傷害
- 真實
- 不偷竊
- 節制
- 不貪婪

古之大德、今之學者皆詮釋過這些準則。

在其他重要的瑜伽經典裡還提到更多的道德原則，包括仁

愛、慈悲、慷慨、忍耐、厚生、寬恕、純潔等等，凡是我們在「好人」身上看到的特質，以及偉大的瑜伽上師所展現的種種美好，都是「德行」。

有鑑於此，當代的瑜伽老師似乎也該見賢思齊，身體力行。身為老師，對學員負有重責大任，眾人期待老師展現出好老師當有的樣子。作為瑜伽的練習者和代表，眾人期待他的行為在在反映出瑜伽的高道德準則。同此之際，我們必須考量當今的社會文化情境，有些地方和現代化之前的印度是不同的。

「瑜伽研究暨教育中心」希望制定、印行這些道德指南有助於保留瑜伽的傳統教誨，並增進現代世界瑜伽教學及練習的品質。

1. 瑜伽老師明白並珍惜瑜伽教學是崇高的志業，也因教學而益形尊貴，這使得他成為尊貴的瑜伽傳承的一員。

2. 瑜伽老師立志以瑜伽鍛鍊為生命之本。

3. 瑜伽老師立志保持專業的能力與誠實。

4. 瑜伽老師全心投入，不間斷地學習及練習瑜伽，尤其是教學的理論及實務。

5. 瑜伽老師決心不濫用藥物。如果沾染了惡習，就要停止教學，直到戒酒、戒毒之後才復職。萬一沾染惡習，要全力

以赴盡一切力量戒除，包括向支援團體負責。

6. 瑜伽老師教學時要正確呈現所學及經驗。

7. 瑜伽老師立志要提升學員身體、精神和靈性的健康。

8. 瑜伽老師（尤其是教哈達瑜伽的老師）不可有醫療建議或類似行徑（除非有醫療資格）。

9. 瑜伽老師在與學員及他人相處時，格外要奉行「真實」這一項準則。

10. 瑜伽老師有教無類，不分種族、國籍、性別、性向、社會和經濟階級。

11. 瑜伽老師樂於接受身體有障礙的學員（先決條件是要有教導這類學員的能力）。

12. 瑜伽老師會尊重學員。

13. 瑜伽老師絕不把自己的想法強加在學員身上，他明白每一個人有權保有自己的觀點、想法和信仰。然而在此同時，瑜伽老師必須和學員溝通：瑜伽練習是尋找通往人格深層轉化之路的過程，其中包括態度和想法，如果學員不能開放心胸去改變，或者學員的意見嚴重損及瑜伽教學而不能溝通，那麼瑜伽老師可以不教這個人，盡量用和氣的方式解除教學關係。

14. 瑜伽老師對學員不可有任何形式的性騷擾。

15. 瑜伽老師想和目前的學員或先前的學員發展雙方同意的感情關係時，在行動之前應該立即找同事商量。

16. 瑜伽老師絕對不要利用學員的信任感及可能的依賴心，要盡一切力量鼓勵他去尋找內在更大的自由。

17. 瑜伽老師知道合宜得體教學的重要，教學不草率隨便，並且在課堂內外皆遵守應有之禮儀。

18. 瑜伽老師力求包容其他的瑜伽老師、派別和傳承，逢到必須評論之際，應秉持公正，根據事實說話。

　　這些道德指南並非完備無缺，而且這些指南並沒有具體指涉某個特定行為，所以事實上並沒有說哪個行為的本質是道德的或不道德的。瑜伽老師總是盡一切力量尊重及遵行傳統的瑜伽行為規範，以及自己國家的現今法律。❹

申訴處置

　　在其他行業裡，某人的行為讓人不解時，同事之間會馬上

---

❹「瑜伽老師的道德指南」由「瑜伽研究暨教育中心」擬定，於2000年取得著作權，歡迎大家註明出處、印行使用。更多資訊請參考：www.yrec.org

採取溝通行動。這種做法將個人的迫害和對立減至最低,當事人有機會澄清自己的行為;這種做法也可以防止小奸小惡變成積習,保護這個行業的名譽和誠信,不至於不經意地日積月累養大惡行,等到哪天同事在報紙的頭版看到新聞才知道發生了什麼事。

當同事對同事的溝通不奏效時,這時有明確道德規範的瑜伽中心有幾種做法。如果有諮詢委員會(成員不單單是該中心的老師,最好還有瑜伽界的大老),可以要求當事人到委員會解釋他的行為。委員會理當包括從外面請來的老師,而不只是自己中心的人員,這樣可以減少利益衝突的可能,以及增加客觀定奪的可能。這樣的委員會在處置人事問題時,可以有許多選擇,包括:

同事之間面談。這是最謹慎小心的第一步行動,缺點是沒有辦法得知以後這個人是不是照樣我行我素。

正式懲戒及後續的監督。言明未來不再犯才繼續聘雇。整個事件只讓委員會及相關的人知道,事情才容易保密不致外洩。

建議心理輔導。老師所犯之過若是吸毒、酗酒或性濫交,應勸他停止教學,直到能夠控制惡習為止,並且找到適當、合格的心理輔導師。只要和當事人沒有利益衝突,也可以請委

員會的成員做督導，定期和當事人會面討論進展。當事人進步到能完全控制自己，並且確定將來不會再犯，才可以恢復教職。

開除。如果老師對自己的行為沒有懊悔、自責之意，或者不能保證不再重蹈覆轍，那麼中心可以開除這個人。負責人或委員會一旦事先知道某人行為不檢，事後如果有人因之受害，他們就要負責任。也就是說，如果某個不法的行為（例如性騷擾）已經證據確鑿，委員會知道確有其事卻不承認或忽略，如果事後有人舉發，委員會就脫不了關係（委員會應該弄清楚相關法律，包括營利與非營利的委員會法規）。

監察與公布劣跡。老師可能因其行為受到嚴厲的懲罰；如果有其必要，可以跟地方社群或一般大眾公布其劣跡。以某個靈性團體為例，負責人因長期的不當性侵行為被該團體正式開除，該團體並將其侵害之事實公告大眾，以視正聽。

除名。某些瑜伽機構有固定的教師團，教師若有不法，機構可以將之除名，以防他沿用該頭銜做廣告。

採取法律行動。當某個失德行為已經觸犯了國法，委員會或負責人最明智的做法可能是正式報警。這顯然是激烈的手段，沒有法律諮商之下不可貿然行之；然而，這個做法總比等到有人檢舉中心要好多了。

你怎麼辦？
客座教師

羅貝塔經營瑜伽教室多年，卻始終不想制定適當的道德規範。她猶豫是否持續邀請那些有失德行為尚未解決的老師來教學。這些老師都非常有名氣，請他們來上課給她帶來可觀的收入。這次她請了一位沒有往來過的客座教師，外傳他是個興風作浪的名師。

工作坊的第一天羅貝塔就開始擔心，因為這位老師對年輕女學員的舉止明顯超出分寸，於是把他叫到辦公室溝通這件事。他哈哈大笑說，「你這是在嫉妒，因為我沒有對你表示同樣的興趣。」當下她明白這個男人對自己的行為一點也不覺得不恰當，甚至在她的要求之下，也沒有任何收斂的意思。羅貝塔仍然不清楚該採取什麼行動，決定拖到工作坊結束，她自我安慰說，「畢竟只是一個短短的週末工作坊和私人課，會出什麼妻子呢？」

然而，就在週末結束時，管區警察通知羅小姐，有兩位上私人課的婦女投訴那位客座教師猥褻。警察告訴羅貝塔，如果那個教師還在轄區裡，就會遭到逮捕。

羅貝塔可以在哪個關鍵點防止整個事件發生？以下是幾個可能：

● 在邀請客座教師之前，羅小姐或她的工作人員要先有與該教師相處的經驗。

● 檢視客座教師的聘僱準則，利用有用的資訊跟學員一起分辨名氣大和名聲好之間的不同。

● 要求客座教師簽約，其中包含道德規範。

● 發現老師有失德的行為立即終止合約。

羅貝塔現在訂定了一份教職員道德規範。她明白自己對學員有責任只邀請聲譽良好的老師來教學，她有責任確保學員身體、情緒和心理的安全。

擴大思維

在寫這本書的過程當中，道德議題的複雜內涵把我給難住了。似乎每一個議題都會牽扯出另一個議題，而衍生出的問題經常需要更深入的審視，也因為這樣而揭露了不同層次的理解。學員、同事和同儕慷慨貢獻出來的故事和問題擴大了我的視野（有些問題我原來根本沒有考慮到），有的則擴大了我的心胸（我原本對某些事會有教條式的反應）。但願這本小書能促使世界各地的瑜伽社群反省、討論道德議題。

書裡收集的議題絕不完備，如果某項特定的道德問題書裡沒有特別提出來，希望書中論事的原理能幫助你解決問題。但願這些原理幫助你（老師或學員）度過各種難關。

　　唯有把至高的傳統道德教誨整合到我們自身的社會習俗脈絡裡，由東方移植到西方的瑜伽傳統才有茁壯的可能。在我們的文化裡，消費主義、商業文化及價值瓦解這些反其道而行的強大力量確實是整合的阻力，不過，我們的文化裡確實也有一些價值觀是支持道德思想及道德行為的。比方說，在我們的文化裡，大家對公平的金錢交易就有共識，我們可以把這個價值觀用在靈性修練上。我們的文化裡有明確的法律能適當預防、遏止機構裡的性騷擾。我們還有明確的法律來管轄保密、專業行為等事宜，這些都可以做為瑜伽界的指南。我們不要因為跟靈性修練有關，就用辯駁、遮掩或忽視不道德的行為來混淆這些價值觀。就是因為靈性，我們反而更要立志以道德處世。就是這份對生命不打折的敬意，透過思想、言語和行為的表現，不但能把我們領向和平、自由，也讓世界和平、自由。

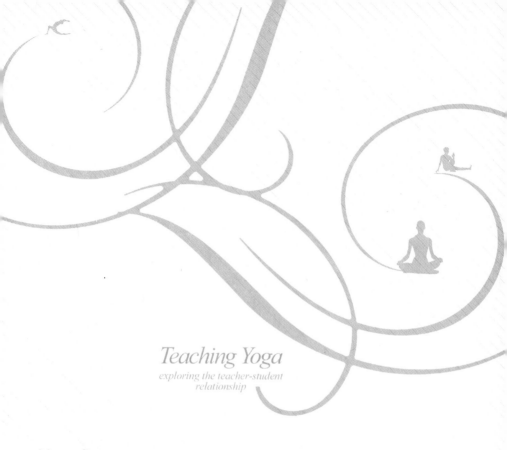

Teaching Yoga
exploring the teacher-student relationship

第三部
教師手冊：解決道德議題

範　例

　　在我們面對難題、困境時（尤其是那些經常發生而為之挫折不已的事），研究問題發生的過程當中哪個階段介入能扭轉局勢，是有幫助的。下面是個範例，想想看，在不同的階段介入，對當下以及事後會有什麼影響？

　　之前：如果可能的話，在事情發生之前能做些什麼以防範於未然？

　　之間：事情發生時，什麼樣的反應會是恰當且可能有效的？想想看，有哪些情況我們會為了顧及學員的顏面而拖延？

　　之後：事情發生之後有沒有補救之道？細讀下面的每一幕，並列出可能的結果，然後決定哪一種可能最有效（包括按兵不動）。

　　老師這一方的可能結果：考慮了每一個介入的時機，現在想想看，你的行動在當下及未來會給自己帶來什麼結果？

　　學員這一方的可能結果：想想看，你的行動在當下及未來可能會給學員帶來什麼結果？試著用學員和老師兩種不同角度來思考問題。

道德探究範例：尋求關注的學員

你正在帶瑜伽密集班，有位學員老是霸佔問答時間，她的問題通常模糊不清，並且跟上課的內容沒有關連。有時候她的問題根本不是問題，而是找機會說自己的事，班上的同學都沒有興趣。你發現她一開口，全班就變得浮躁不安，而且通通閉口不發一語。

介入的時機

之前：在密集班一開始的時候，跟全班做以下的約定：

1. 提問之前先思考一下自己的問題，這樣問題會比較清楚，也可以判斷一下跟上課的內容是否有關。

2. 想想問題是否只是個人的事，跟全班無關。如果是個人的事，考慮下課後再問老師。

3. 確定自己的問題是否是不專心的結果（重複提出老師已經回答過的問題）。跟全班做這樣的約定可以讓大家有明確的規範，並且明白老師的期望。這種做法可以預防到時候需特別點出某個人。

之間：假設你在上課之初和學員做了約定，但仍然有人我

行我素。當學員提了一個模糊的問題時，你可以考慮這樣說，「我不是很明白你的問題，請你用點時間把問題想清楚，等一下再說。」當學員提了一個不相關的問題，你可以考慮這樣說，「不好意思，這個問題跟我們現在正在講的內容無關。」如果學員離題，開始長篇夫子自道，你可以考慮這樣說，「對不起，請告訴我你的問題是什麼？」如果學員在問答時間不停地舉手發問，就略過他，請別人發言。

之後：如果學員依然故我，你可以對全體說話，要求大家在問答時間顧及別人，讓每個人都有機會發問。有些外向活潑的人容易佔住問答時間，你可以要求這種人練習消化、思考自己的問題；有些人習慣作壁上觀，你可以要求這種人試著把問題丟出來跟大家分享（他們通常對自己的問題已經想得很仔細了）。如果有學員不停找機會引人關注，干擾到班上其他人的學習，你可以把她叫到一邊，溫和地請她這堂課（或這一天）自行消化、思考問題（也就是把問題放在心裡思索而不要嚷嚷出來），這是最後的手段。通常這種行為跟學員無法克制自己的反應有關，當我不得不使用最後這個手段時，我的心態是：希望這個學員對自己的內在參照系統發展出更大的信心。

老師這一方可能的結果：藉著把提問限制在相關範圍內，我可以更明確地專注在自己希望教的內容上，這樣我的精力可針對全班的需要，而不是被某個人的需求纏住。講清楚發問的規矩，可以預防自己和其他學員可能會有的挫折與不愉快。

學員這一方可能的結果：學員可以更明白自己的探索過程，並且學習尋找自身內在的覺知、感受做為參照依據，因而增進自己的獨立精神。她還學到覺察他人的需要，顧及旁人，不霸佔老師的時間。

各種難題範例

現在，你自己（或跟同事，或做團體討論）想想看，遇到下面的情況時你會怎麼辦？思考每一個介入的時機，及各種行動可能的結果。

在別的老師那兒受傷：你的班上來了一位從別的老師那兒過來的學員，他說之前練瑜伽傷得很重。他把受傷的情形仔細說了一遍，看來是老師的錯。他不想再跟那位老師學了，而那位老師是你同一間瑜伽中心的同事。

批評其他老師或派別：一位瑜伽初級班的學員問，「你認為某某瑜伽怎樣？」他可能是問你對某個特別的瑜伽練習法有什麼看法，而你自己對這個方法相當保留。如何合宜有德地說出你對那個方法的顧慮？有什麼妙計可以穩當地把問題丟回給學員？

有心拉攏關係：有位名人參加你的瑜伽課，這是一個大班級，很難給每一個學員個別的關注，而這位名人學員明顯表現出希望你特別關照他。你也知道拉攏這位學員可能對你的事業有好處（比方說，他是影像製作公司的老闆）。

按程度教學：你在社區的體育館教定期的瑜伽課，體育館的負責人明白告訴你，她希望瑜伽班的進度快一點，教的內容難一點。班上是有幾位學員能做比較難的練習，但是這個班主要是給身體有點狀況的人，許多人有輕微的慢性背痛。這些人也是最認真、最不隨意曠課的核心學員。

灰色地帶：一位不熟的朋友得了癌症，她聽說練瑜伽有幫助，你就好心到她家給她上私人課。幾個月之後，學員明顯進入癌末階段。這些課看起來對她很有助益，學員的先生也加入

以表示支持太太，同時幫太太記住上課的細節。雖然先生不是你的學員，可是你發現自己希望跟他有所牽連。他太太過世後，你強烈渴望和這位先生發展關係。

學員遲到：有位學員經常遲到。她明明遲到，還非要到教室的前排不可，這干擾了全班。下課之後，她習慣留下來問你許多問題。

學員對你眉目傳情：有個學員寫電子信邀你共進晚餐（你覺得這個學員很迷人），你感覺他對你有興趣，想私下跟你發展關係。

來自學員的壓力：你在教初級班，班級人數少且程度參差不齊。你覺得有壓力，因為大部分的學員希望你教超過他們目前程度的動作。你覺得教比較難的動作會讓你比較受歡迎，或許還能增加班級的人數。

瑜伽課也是人際支援網：有位跟你上課多年的學員近來遭到一連串的打擊：先生過世、失去工作、女兒剛診斷出罹患重症。每星期一次的瑜伽課是她主要的人際支持來源。然而，你

觀察到她愈來愈衰弱，跟不上班級的程度，你擔心這樣下去她會受傷。你還擔心要她轉班會讓她覺得你在拒絕她，並且切斷了她和老同學的連繫。想想看，你要怎麼處理她的情況？

學員有厭食症：你班上有位女學員很明顯有嚴重的厭食症——身體極瘦弱、掉頭髮、臉色蒼白。跟其他教她的老師一問之下，你發現她每天上兩到三堂的瑜伽課，而且在城裡往來都是騎腳踏車。和人討論之後，你的結論是，這位學員不單單有厭食症，還明顯有運動狂的徵兆。她的身體這麼瘦弱，恐怕有骨質疏鬆症，以至於上課時你都不敢調整她的姿勢。你認為她應該就醫，目前實在不適合再參加任何瑜伽課了。想想看，身為她的老師，你可以做什麼？想想看，你還可以跟其他教她的老師們採取什麼行動？

教家人：媽媽問可不可以參加你的瑜伽課。她雖然自己練了幾年瑜伽，但沒有受過什麼正規的指導。儘管她沒有受過正規的指導，卻武斷地認定該怎麼做，也希望你按照她要的方式來幫她調整姿勢。當你幫她調整時，她經常要你多用一點力，而你認為那樣做不安全。而她就是有辦法跟你調換角色，所以你覺得自己要變成她的學生了。這讓你很不高興，可你也知道

這是跟媽媽比較親近的難得機會，可以打破母女之間長年的相處模式。想想看有什麼法子可行？

穿著不恰當：有位年輕迷人的小姐來上課。她的瑜伽服裝真是太暴露了，做倒立的姿勢時（例如頭立）乳房常常爆出來；她的低腰瑜伽褲似乎設計來證明她是個不折不扣的尤物。你發現自己避免調整她的姿勢，也觀察到有些年輕的男學員因她而分心。想想看，在事情發生之前、之間和之後，能對這個學員做些什麼？同時想想看，怎麼跟全班講一般的穿著規範？如果你是瑜伽中心的負責人，也想想老師的穿著規範。

遲付費：你剛剛開始教瑜伽，參加的人多半是朋友。儘管你要求學員事先報名和繳費，可現在上到第三堂課了，仍然有些學員沒有付費。你覺得跟朋友哭窮很不自在，所以遲遲不開口。想想看，為什麼會發生這種情況？是你不肯講明或拖延錢事而造成這個問題的嗎？想得更深一點，為什麼要求合理的報酬讓你不自在？你如何確定以後學員會公平、準時地繳費？

退費：你的瑜伽廣告單上清楚印著上課卡的付費方式（例如，十堂課一百五十美元，購買後必須在十週內使用完畢），

就是因為有期限，所以才有這樣的折扣，可你發覺總是有人想延長上課卡。當你守住立場拒絕延長期限時，有位學員指責你「太商業了」，還說，「我以為瑜伽是靈性的」。類似的困擾還有：學員買了上課卡，但在期限內沒有使用，然後要求退費。要怎麼樣才能讓這種不愉快的事少發生一點？

挖學員：你放假去了，請同事代課。回來時，你發現同事在你的班上積極推銷自己，每堂課結束時都把自己的課程表發給學員，要學員去上他的課。你很不滿同事公然挖你耕耘出來的班級。想想看，如果同事不是這麼直接推銷、挖人，而是有學員很喜歡代課老師的教法，自己決定轉班換老師，你的感受會不會不一樣？請檢視這兩種狀況的道德尺度。

公私不分：一位長期跟你練習的學員出資幫你擴大瑜伽中心。她的投資相當可觀，讓你能買下原先租的房子，並且整修、裝潢，所以你可以擴大營業。幾年之後，這個學員變成了朋友。由於她有投資你的事業，因而開始要求你給她上私人課；你要求她付費，她卻不高興。此外，當她邀你做客或表示想跟你做更親近的朋友而你婉拒時，她非常生氣。當初接受資助之前，你該怎麼做以避免今日兩人這種複雜的局面？如今有什麼辦法能改善你目前的衝突？

Holistic 048

教瑜伽‧學瑜伽──我們在這裡相遇
Teaching Yoga: Exploring the Teacher-Student Relationship

作者—多娜‧法喜（Donna Farhi）
譯者—余麗娜

出版者—心靈工坊文化事業股份有限公司
發行人—王浩威
總編輯—徐嘉俊　執行編輯—裘佳慧
特約編輯—陳佳聖　美術編輯—李宜芝
通訊地址—106台北市信義路四段53巷8號2樓
郵政劃撥—19546215　戶名—心靈工坊文化事業股份有限公司
電話—02）2702-9186　傳眞—02）2702-9286
Email—service@psygarden.com.tw　網址—www.psygarden.com.tw

製版‧印刷—彩峰造藝印像股份有限公司
總經銷—大和書報圖書股份有限公司
電話—02）8990-2588　傳眞—02）2290-1658
通訊地址—248新北市新莊區五工五路2號（五股工業區）
初版一刷—2009年8月　初版五刷—2022年7月
ISBN—978-986-6782-65-7　定價—250元

國家圖書館出版品預行編目資料

教瑜伽‧學瑜伽：我們在這裡相遇 / 多娜 法喜（Donna Farhi）著；余麗娜 譯.
-- 初版. -- 臺北市：心靈工坊文化, 2009. 08.
　面；公分. -- (Holistic；48)
譯自：Teaching Yoga: Exploring the Teacher-Student Relationship
ISBN: 978-986-6782-65-7（平裝）
1. 瑜伽
411.15　　　　　　　　　　　　　　98013415

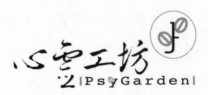

心靈工坊
|PsyGarden|

台北市106 信義路四段53巷8號2樓
讀者服務組　收

免　　貼　　郵　　票　　　　　　（對折線）

加入心靈工坊書香家族會員
共享知識的盛宴，成長的喜悅

請寄回這張回函卡（免貼郵票），
您就成為心靈工坊的書香家族會員，您將可以——

⊙隨時收到新書出版和活動訊息

⊙獲得各項回饋和優惠方案